天然食材养生宝典

上海市优秀科普作家获奖科普作品

天然食材养生宝典
——豆类与豆制品

张志华　主编

科学出版社

北京

内 容 简 介

　　豆类食品的种类很多,在我国膳食结构中占有重要地位,同时也可以加工成豆豉、豆腐等食品,不仅营养价值高,还有很好的养生保健功效。本书以中医学"医食同源""药食同源"为依据,叙述了常见豆类与豆制品的食疗功效,如刀豆、大豆、扁豆、蚕豆、赤豆、豆腐等,同时以生动的笔法讲述了与豆类及豆制品相关的文化知识,赋予了养生保健类作品丰富的人文内涵。

图书在版编目(CIP)数据

豆类与豆制品/张志华主编.—北京:科学出版社,2016

(天然食材养生宝典)
ISBN 978-7-03-048636-3

Ⅰ.①豆…　Ⅱ.①张…　Ⅲ.①豆制食品-食物养生
Ⅳ.①R247.1

中国版本图书馆 CIP 数据核字(2016)第 127579 号

责任编辑:朱　灵
责任印制:谭宏宇/封面设计:殷　靓

科　学　出　版　社　出版
北京东黄城根北街 16 号
邮政编码:100717
http://www.sciencep.com

南京展望文化发展有限公司排版

江苏省句容市排印厂印刷
科学出版社发行　各地新华书店经销

＊

2016 年 6 月第　一　版　开本:B5(720×1000)
2016 年 6 月第一次印刷　印张:8 1/2
字数:134 000

定价:32.00元
(如有印装质量问题,我社负责调换)

前言

豆类在我国膳食中占有重要地位,豆类的种类很多,主要可分为大豆、杂豆两大类。大豆以皮色可分为黄豆、青豆、黑豆等,杂豆可分为绿豆、赤豆、扁豆、菜豆、豇豆、豌豆等。

豆类属荚果植物的种子,含有丰富的蛋白质,其含量一般为20%～40%,比五谷杂粮高2～4倍,比畜、禽食品的肉、蛋也高约1倍,故豆类食品有“植物肉”之称。豆类蛋白质不仅含量高,而且质量好。其蛋白质为全价蛋白质,人体所需氨基酸齐全,且接近人体需要的比值,营养价值高,无毒副作用。因此,豆类在人类植物蛋白质供应中起着重要作用。

豆类食品可以加工成豆芽,如黄豆芽、绿豆芽等,其质地脆嫩,是优质的新鲜蔬菜,经测定,豆芽除保持豆类的营养成分外,还含有丰富的维生素C。把大豆制成豆浆,其蛋白质、铁、钾、维生素A、维生素B_1和维生素B_3均比牛奶丰富。大豆加工制成的豆制品,如豆腐、百页、豆腐干等除营养成分与大豆相似外,还增加了钙、钾、镁的含量,有利于人体消化吸收。大豆或豆制品经接种霉菌发酵后制成的传统食品,如豆豉、豆酱、腐乳、臭豆腐等,维生素B_{12}显著增加,维生素B_{12}能促进造血机能,在一般食物中含量极少。

豆类、豆制品除有很高的营养价值外,还有很好的养生保健、防治疾病的作用。豆类、豆制品所含的脂肪是植物性脂肪,不含胆固醇,所含的钾、镁较高,而含的钠较低,尤其是大豆脂肪中含有1.8%～3.2%的磷脂,可降低血液中的胆固醇含量、血液黏度,促进脂肪吸收,有助于防止脂肪肝和控制体重,并具有溶解“脂褐素(老年斑)”、促进腺体分泌等多种功能,是高血压、冠心病、高脂血症、动脉血管硬化患者理想的康复食品。

现代药理研究发现,大豆中所含的异黄酮能促进雌激素的分泌,从而明显减轻发热、盗汗等更年期综合征症状,并能延缓女性细胞衰老,保持青春活力,使皮肤保持弹性,具有抗衰老、养颜、美容的作用。

豆制品所含糖类较少,是糖尿病和肥胖症患者最为合适的营养保健品。

黄豆芽、绿豆芽中含有一种活性酶，经常食用，可消除体内致癌物质，有防治癌症的功用。因而，豆类、豆制品日益受到人们的广泛关注。

本书以祖国医学"医食同源""药食同源"为依据，倡导我国历代医家都十分重视的食疗，主张"药疗"不如"食疗"。正如唐代著名医学家孙思邈在《备急千金要方》一书所说的："凡欲治疗，先以食疗，既食疗不愈，后乃用药尔。"他认为，当人们生病时，医生应该先用日常生活中的食物进行治疗，在治疗不愈的情况下，再及时用药医治。

本书所说的豆类、豆制品都出自天然植物，具有取材方便，简单实用，疗效特殊，即使长期使用，也不会产生耐药性及毒副反应的诸多优点。

中国古代医书中将那些能用食物治病的医生美誉为"上工"，如《太平圣惠方》中曰："夫食能排邪而安脏腑，清神爽志以资气血，若能用食平疴，适情遣疾者，可谓上工矣。"这说明用食物治病的医生之医术高明，此法更有利于治疗疾病、康复机体、增强体质、防病抗衰、延年益寿。这也是祖国医学防治疾病的独特之处，在本书中进一步运用的表现。

本丛书在策划、主编、写作过程中，承蒙有关颇有造诣的专家热情地指导与支持，在此表示衷心的感谢！由于水平有限，书中疏漏之处在所难免，敬请读者赐教。不胜感谢！参与本书写作的还有谢玉艳、张质佳、于峻。

本书部分内容源于2009年由上海科技文献出版社出版的《豆类、豆制品中的灵丹妙药》，深受广大读者的欢迎，出版仅8个月全部售完，不得不再加印以供读者之需，曾荣获第二十三届中国华东地区科技出版社优秀科技图书二等奖，蕴涵着丰富的中华民族传统食疗的人文思想与科普创作特点，深深吸引了中国台湾地区出版界人士，于2011年在中国台湾地区出版繁体字版本。现本书有幸得到科学出版社的青睐出版，为此表示衷心感谢！

张志华

于上海杏林书斋

目录

> （导读词）
> 刀豆一年四季都可生产,故
> 又称四季豆
> 刀豆含钠量少,是高血压、冠
> 心病的保健佳蔬
> 刀豆要煮沸烧熟,以免引起
> 食物中毒

> （导读词）
> 李时珍称豇豆:"乃百中之
> 上品。"
> 阿拉伯国家的人把豇豆当作
> 爱情的象征
> 讲述一个豇豆果荚由单根生
> 成双根的爱情传说

（导读词）
扁豆在高寒地区虽开花但不
结荚
一般以白色扁豆、嚼之有豆
腥味为佳品
白扁豆炖老母鸡是人体易消
化的进补品

（导读词）
嫩豆苗维生素C含量高,清
香鲜嫩
淡煮食用豌豆,治消渴(糖尿
病)有良效
豌豆与富含蛋白质食物共烹
饪,能提高营养价值

〔导读词〕
蚕豆从嫩苗到老熟种子都可当蔬菜食
蚕豆对预防心血管病有良好的保健作用
凡有蚕豆病家族发病史的人，要禁食蚕豆

〔导读词〕
大豆是中国最古老的农作物之一
天目山青豆曾使梁昭明太子萧统双目复明
讲述转基因大豆的一些基本知识
营养专家称大豆为"植物肉""绿色乳牛"

〔导读词〕
相传一位老人常吃黑大豆"须发乌黑，腿脚灵便……"
黑大豆蛋白质含量是肉类的2倍、鸡蛋的3倍、牛奶的12倍
黑大豆抗氧化效果好，清除自由基，可滋润皮肤，延缓衰老

（导读词）

嫩荚芸豆,肥厚肉嫩,清香味美,荤素皆宜

芸豆蛋白质含量高于鸡肉,钙质为鸡的 7 倍,铁为 4 倍

研究发现,芸豆含尿素酶对治肝性脑病有很好的疗效

（导读词）

绿豆素有"济世良谷"之美誉

冰镇绿豆汤是夏日清热、消暑、止渴佳品

绿豆含硫胺素是鸡的 17.5 倍,钙为 7 倍,铁为 4.5 倍

【导读词】
赤豆并非是有毒"红豆",不可吞下象征爱情的"相思子"
传说刘秀平定叛乱是赤豆粥使军队战斗力大增
我国有吃赤豆饭风俗,寓言日子红红火火,生活一天好似一天

【导读词】
黄豆芽随着华侨的足迹,传遍世界各国
没有哪种蔬菜像黄豆芽那样营养丰富
禁食用化肥、激素、除草剂催发的无根黄豆芽

【导读词】
讲述二次大战中绿豆芽救美国潜艇官兵的故事
绿豆芽是素食主义者所推崇的优质蔬菜
忌食用化肥、激素、除草剂催发的无根绿豆芽

〔导读词〕
古人不仅把豆豉当作调料,
还当药物治病
抗美援朝中豆豉成军需物
资,给志愿军补营养、强战
斗力
豆豉营养丰富,被誉为"各种
微量元素的仓库"

〔导读词〕
豆制品被人们美誉为"植物
肉"
刘安在八公山未炼出"仙
丹",却制出豆腐
讲述一个明太祖朱元璋发明
臭豆腐的传说
日本人长寿与常食海带与豆
制品一起做菜有关

刀豆 ——补元益肾、健脾温中

话 说 刀 豆

　　刀豆又称四季豆，一年生茎蔓草本植物，为豆科植物刀豆的种子或嫩荚。刀豆原产于墨西哥及中南美洲，现在已分布于世界各地。刀豆在日本被称为隐元豆，缘于早年由中国出生的隐元和尚将刀豆种子传入日本。我国栽培刀豆已有1500多年的历史，主要产地有上海、江苏、浙江、广东、安徽、四川、湖南、湖北、北京、陕西等地。

　　刀豆从植物形态上可分蔓性种和矮性种。蔓性种：即无限生长型，有顶芽，主茎可以不断生长，刀豆秧顺架攀绕，生长期长，成熟较迟，产量较高；矮性种：即有限生长型，主秧生长数节后，顶端即形成花芽而开花结果。矮性种生长期短，成熟早，产量较低，从播种到采收只需60天左右。

　　刀豆除春夏秋露地栽培外，冬季可在温室种植，一年四季都可生产，故又称四季豆。

　　刀豆依其用途可分为两种类型。一种为硬荚型，豆荚纤维多，不适宜做菜用，只作为粮食用豆；另一种为软荚型，豆荚嫩，纤维少，即使豆粒十分饱满，豆荚也鲜嫩可食。市场上供应的刀豆品种，要算"黑法兰豆""花法兰豆"及近年从法国引进的"嫩荚刀豆"品质最为优良。

【烹饪简介】

　　我国是最早食用刀豆的国家之一，唐代文人段成式在所著的笔记小说集《酉阳杂俎》就有对刀豆的描述中："乐浪有挟剑豆，荚生横斜，如人挟剑。"

　　用刀豆嫩荚烹食，其豆荚肉厚，纤维少，脆嫩鲜美，清香淡雅，是鲜豆类蔬菜的佳肴。刀豆凉拌，是夏日的爽口佳肴；刀豆可炒，加上一些豆瓣辣酱，风味极佳；尤其川菜中的"干煸刀豆"，鲜辣脆嫩，百吃不厌；刀豆也可与猪肉丝、鸡肉丝炒食,加些酱油与糖,香浓味鲜,是我国南方人的家常菜;用干刀豆(即风干的刀豆)烧肉,是浙江一带的家常菜,清香鲜美,别具风味。

烹饪刀豆一定要烧至熟软,没有豆腥气为宜。最保险的方法就是先用沸水把刀豆煮至断生,再用大火炒食,即可避免食物中毒,又可使刀豆保持其脆嫩鲜美、清香淡雅的特色。

选购小窍门

选购刀豆,以色泽鲜艳、绿色嫩荚、表皮光滑无毛、豆条粗细均匀为佳品。而皮皱、有裂口、豆条过细、表皮有虫痕的则不宜购买。

【营养价值】

刀豆的营养在鲜豆类蔬菜中属一般,据测定:每 100 克中含水分 84.0 克,蛋白质 2.5 克,脂肪 0.1 克,糖类 12.0 克,粗纤维 0.7 克,钙 50.0 毫克,磷 34.0 毫克,铁 0.6 毫克。

此外,还含有刀豆氨酸、刀豆四胺、γ-胍氧基丙胺、氨丙基刀豆四胺、氨丁基刀豆四胺、刀豆赤霉素、刀豆血细胞凝集素等物质。其中蛋白质含量低于豇豆和扁豆,但维生素、矿物质含量较高,含钠量少,是高血压、冠心病及忌盐病患者理想的养生保健佳蔬。

【文献记载】

我国历代医学家把刀豆视为治病的良药,并根据临床实践对其药用价值进行了研究与论述,现选录如下。

明代著名药物学家李时珍在其所撰的《本草纲目》中认为,刀豆"温中下气,利肠胃,止呃逆,益肾补元"。

另一位明代医学家兰茂也在其所撰的《滇南本草》中称,刀豆可"治风寒湿气,利肠胃,烧灰,酒送下,子,能健脾"。

《四川中药志》说,刀豆可"治胸中痞满及腹痛,疗肾气不归元及痢疾"。

《中药材手册》载,刀豆有"补肾,散寒,下气,利肠胃,止呕吐。治肾气虚损,肠胃不和,呕逆,腹胀,吐泻"。

【适宜应用】

中医学认为,刀豆性温,味甘,入胃、大肠、肾经,具有补元益肾、健脾和中、补气定喘、散寒止呕、温中下气之功效,适应呕吐、痰喘、虚寒呃逆、腹痛、腹泻、面色苍白、怯寒肢冷、小儿疝气、肾虚腰痛等病症。

我国民间用老熟刀豆子50克水煎饮服,治疗胃虚乏力、虚寒呃逆、肾虚腰痛等症。用刀豆子30克,甘草2克水煎后,加入蜂蜜2匙调服,治疗治疗年老气喘、小儿百日咳。

现代医学研究发现,刀豆可防治高血压、冠心病、肝病、肝性脑病、水肿、肿瘤等病症。

温馨提醒

刀豆因其性温,故胃热盛者慎食。

刀豆烹调不熟食用会引起食物中毒,出现呕吐、腹泻等消化系统症状,严重时还可能破坏红细胞,引起溶血现象。这是因为刀豆中含有一种毒蛋白凝集素与一种溶血素,这两种物质,经加热彻底才可被破坏,使其毒性消失。因而在烹制刀豆时,一定要烧熟烧透,吃了才不会中毒。

刀豆的食疗功效

近几十年来,国内外有关专家运用现代科学技术对刀豆进行了各方面的研究,对其药理研究结果概述如下。

刀豆有滋补作用,常食使人神志清楚、精力充沛

刀豆是一种滋补性食物,具有维持人体正常新陈代谢的功能,可以增强人体内多种酶的活性,从而增强机体免疫力,提高人体的抗病能力,并能增强大脑皮质的功能,使人神志清楚、精力充沛。因而,中老年人经常适量食用刀豆不仅能提高抗病能力,还使人神志清楚、精力充沛。

刀豆是治疗肾虚腰痛的"灵丹"

据有关医疗文献记载,刀豆可治疗肾虚腰痛。我国民间把刀豆视为治疗肾虚腰痛的灵丹妙方,用老熟刀豆子50克水煎饮服,治疗肾虚腰痛,具有很好的效果。

刀豆是治疗肝性脑病的良药

据现代药理研究表明,刀豆中所含的尿素酶成分,是治疗肝性脑病的良药。这是因为尿素酶用于肝性脑病患者之后,使体内产生一种抗体,即抗尿素酶,这样,可使尿素酶的作用被抑制,尿素水解减少,氨的产生也随之减少,从而可使肝性脑病患者获治或减轻其症状。

刀豆具有防治肿瘤的功用

据现代药理研究发现,刀豆嫩荚中所含的刀豆赤霉素Ⅰ和Ⅱ、血细胞凝集素等成分具有抗肿瘤的作用,这是由于刀豆中的赤霉素能刺激淋巴细胞转变成淋巴母细胞,血球凝集素具有强力的促有丝分裂作用,可使部分肿瘤细胞重新恢复到正常细胞的生长状态,还能选择性激活抑制性T细胞(Ts),对调节机体免疫反应具有重要作用。因而,刀豆具有防治肿瘤的功用,并对一些自身免疫性疾病、移植物排斥反应、恶性肿瘤的防治均进一步研究的远景。

刀豆营养保健养生美食

麻辣刀豆

原料:刀豆300克,泡红辣椒1个,大蒜15克。

调料:香油10克,酱油15克,花椒末1克,精盐、味精各适量。

制法:(1)将刀豆掐去两头粗筋,摘成小段、洗净,放入沸水内,焯至断生,捞起沥干,加入精盐、味精腌至入味;泡红辣椒去蒂籽、洗净,切成细丝;大蒜去皮、洗净,切成细末;备用。

(2)把锅烧热后,倒入香油,烧至油温六成时,放入辣椒丝、大蒜末、花椒末炒出香味,加入酱油、精盐、味精炒匀,即成调味汁,备用。

(3)把刀豆放入盆内,倒入调味汁拌匀,即可。

特点:麻辣利口、脆嫩鲜美。

功效：健脾开胃、补元益肾。

适应证：食欲不振、胃虚乏力、胃虚寒呃、怯寒肢冷等。

虾子酱油烩刀豆

原料：刀豆 300 克，生姜 15 克，大蒜 10 克。

调料：豆油 20 克，虾子酱油 20 克，白糖 10 克，精盐、味精各适量，香油少许。

制法：（1）将刀豆掐去两边粗筋，摘成中段、洗净；生姜洗净，切成细丝；大蒜去皮、洗净，切成细末；备用。

　　　（2）把锅烧热后，倒入豆油，烧至油温七成时，放入生姜丝、大蒜末炒出香味，放入刀豆段煸炒片刻，加入虾子酱油、白糖，加盖用文火烩至熟软，加入精盐、味精调好口味，淋上香油，即可。

特点：鲜美脆嫩、别有风味。

功效：温中健胃、益肾补元。

适应证：胃虚寒呃、脾胃少食、食欲不振、肝病、肝性脑病、高血压、冠心病、水肿、肿瘤等。

刀豆炒肉丝

原料：刀豆 200 克，猪腿肉 150 克，生姜 10 克，香葱 15 克。

调料：豆油、精盐、味精各适量，料酒 15 克，香油少许。

制法：（1）将刀豆掐去两边粗筋，摘成中段、洗净；将猪肉洗净，切成细丝，加入少许精盐拌匀，放入淀粉和匀；生姜去皮洗净，切成细末；香葱洗净，切成细末；备用。

　　　（2）将锅烧热后，倒入豆油，待油温六成热时，放入猪肉丝翻炒至熟软，备用。

　　　（3）将锅烧热后，倒入豆油，待油温七成热时，放入生姜末炝锅，放入刀豆段煸炒片刻，倒入少许清水，加盖烧至熟软，加入猪肉片，烹上料酒，加入精盐、味精调好口味，淋上香油，即可。

特点：荚脆肉嫩、味道鲜美。

功效：补元益肾、健脾温中、抗衰防癌。

适应证：胃虚乏力、虚寒呃逆、肾虚腰痛、体弱气虚、糖尿病、高血压、冠心病、肝炎、各种肿瘤等。

刀豆虾仁色拉

原料：青刀豆(切成 4 厘米长、煮熟沥干)250 克,韭菜 75 克(切碎),欧芹 50 克(切碎),熟大虾仁 150 克(切丁),番茄 3 只(洗净、去皮,每只切成大小均匀的 4 块),泡菜(切碎)15 克。

调料：蛋黄酱 75 克,柠檬(榨汁)半只,精盐适量,胡椒粉少许。

制法：(1) 先将刀豆段及碎韭菜、欧芹、泡菜、熟虾仁丁混合搅拌均匀,然后放入蛋黄酱和柠檬汁拌匀,制成刀豆虾仁色拉。

　　　 (2) 将刀豆虾仁色拉置于餐盘中央,周围放入番茄块,加以点缀,即可。

特点：香脆鲜嫩、酸甜开胃、老幼皆宜。

功效：健脾开胃、补元益肾。

适应证：糖尿病、冠心病、高血压、肝炎、肾虚腰痛、年老体弱、倦怠乏力、各种肿瘤等。

刀豆猪肾汤

原料：刀豆子 150 克,猪肾 1 只,杜仲 15 克,葱末 10 克。

调料：香油 10 克,精盐、味精各适量。

制法：将刀豆子用清水浸泡半天,猪肾去除白筋膜、洗净、切块,与杜仲一起放入锅内,加入适量清水,用文火煮至熟软,去杜仲,加入精盐、味精调好口味,淋上香油,撒上葱末,即可食用。

特点：清香酥软、补肾佳品。

服用：每日 1 剂,分 2 次服用,吃豆、猪肾、喝汤。

功效：补肾阳、强筋骨、养精髓。

适应证：肾虚腰痛、肾虚阳痿、遗精、腰酸腿软、未老先衰、年老多病、病后体虚等。

刀豆子焖童子鸡

原料：刀豆子 100 克,童子鸡 1 只,洋葱头 1 只,嫩姜 50 克,青椒叶 50 克。

调料：花生油 60 克,精盐、味精各适量。

制法：(1) 将刀豆子洗净,用清水浸泡半天;童子鸡去羽毛、肠杂洗净,去头脚剁成 12 块;洋葱头洗净切片;嫩姜洗净切片;青椒叶洗净;备用。

　　　 (2) 把锅烧热后,倒入花生油,待油温六成热时,放入生姜片、洋葱片炒至黄色时盛出,余油将鸡块煎至上色,盛入焖锅内,放入炒过的姜片、洋葱片、适量清水煮沸后，改用文火煮至熟软，撒上青椒叶，即可食用。

特点：清香味浓、鲜辣可口。

服用：每周 1 剂，分多次食用。

功效：大补元气、健脾益肾、温中强精。

适应证：胃虚乏力、年老多病、病后体虚、未老先衰、肾虚腰痛、怯寒肢冷、年老气喘、高血压、冠心病、糖尿病、肝病等。

刀豆康复食疗妙方

方一

适应证：肺气虚寒所致的老年咳喘。

妙方：刀豆子 30 克，甘草 5 克，蜂蜜适量。

用法：将刀豆子洗净，捣碎，与甘草一起放入锅内，倒入 2 碗清水，先用大火煮沸后，再改用小火煮至 1 碗，即可。

服用：每日 1 剂，2 次水煎，服前调入蜂蜜温饮。

功效：补气定喘、散寒止咳。

方二

适应证：胃热呃逆。

妙方：刀豆子 9 克(捣碎)，枇杷叶 9 克(去毛)。

用法：将刀豆子、枇杷叶放入锅内，倒入 2 碗清水，先用大火煮沸后，再改用小火煮至 1 碗，即可服用。

服用：每日 1 剂，2 次水煎服。

功效：清热和胃、止呃降气。

方三

适应证：颈淋巴结核初起。

妙方：鲜刀豆壳 50 克，鸡蛋 2 个，黄酒 2 小杯。

用法：将鲜刀豆壳洗净，切成小段，与鸡蛋一起放入锅内，倒入 2 碗清水，用文火煎至 1 碗，加入黄酒煮沸，即可。

服用：每日 1 剂，分 2 次服用，吃蛋喝汤。

功效：通络活血、散瘀化结。

方四

适应证：小儿疝气疼痛。

妙方：老刀豆子 150 克。

用法：将老刀豆子焙干，研为细末，储瓶备用。

服用：每日 3 次，每次 5 克，温开水冲服。

功效：温中散寒、下气止痛。

方五

适应证：癌症术后放疗、化疗引起的恶心呕吐。

妙方：老刀豆子 30 克。

用法：将刀豆子洗净、拍碎，放入锅内，加入 2 碗清水，煎至 1 碗，即可。

服用：每日 1 剂，2 次水煎服，服至症状消失。

功效：排毒和中、降逆止呕。

方六

适应证：食管癌术后放疗、化疗。

妙方：刀豆子 49 粒，大梨 1 个，红糖 30 克。

用法：将梨洗净，挖去内核，放入刀豆子、红糖，盖口封好，与剩余的刀豆一起
　　　放入碗内，放入蒸笼内，用大火蒸煮 1 小时至熟烂，即可。

服用：每日 1 剂，分 2 次温食，喝汤吃梨豆。

功效：健脾排毒、化结散瘀。

豇豆——补肾益气、和五脏、生精髓、调营卫

话 说 豇 豆

豇豆亦称饭豆、豆角、长豇豆等，为一年生缠绕草本豆科植物豇豆的果实。豇豆原产于非洲，古代非洲人把豇豆作为粮食，不知豆荚也是一种鲜美的蔬菜（至今西非人还把豇豆作为粮食）。后经海路东传至印度进行人工栽培，形成了短荚豇豆种，所以，有人认为印度是豇豆的发源地。豇豆传东南亚及中国后形成了长豇豆亚种，我国现在主要产地有浙江、江苏、贵州、云南、四川、广西、河南、山西、陕西、山东、河北、湖北、安徽、江西、台湾等地区。

豇豆采摘期短而集中，一般花后 10～12 天，当荚果饱满、组织脆实，且不发白变软、子粒未显露时为最佳采收期。如采收过晚，不仅品质老化，而且加速植株早衰。

豇豆的主要品种可分为两类，即长豇豆和短红豆。长虹豆，荚果 60～90 厘米，肉质厚，荚嫩脆香，适于作蔬菜食用。短豇豆，荚短，荚皮薄，纤维多，不适于作菜用，主要为粮食用豆。

豇豆也可以根据荚皮的颜色不同分为白皮豇、青皮豇、紫皮豇等品种，这是由于各品种对光照长短的不同反应，对光照长短反应不敏感的品种有红嘴燕等，对光照长短反应敏感的有上海、扬州的毛芋豇，苏州、无锡栽培的北京豇等品种，其中优质品种有上海紫豇豆、广州蛇豇豆、北京黄花青、四川红嘴燕等。

【历史概述】

我国种植豇豆的历史很悠久，南北朝的《齐民要术》中就提到了豇豆；唐代的《四时纂要》也撰写过豇豆的栽种。

明代李时珍在其所撰的《本草纲目》中曾这样记叙豇豆："嫩时充菜，老则收子，此豆可菜可果可谷，备用最多，乃百中之上品。"

9

【诗文欣赏】

清代文人吴伟业曾写过一首《豇豆》诗:"绿畦过骤雨,细束小虹鲵,锦带千条结,银刀一寸齐。贫家随饭熟,饷客借糕题,五色南山豆,几成桃李溪。"短短40个字把豇豆的生长形态,农家烹饪食用的景象都生动地描述了出来。

【典故传说】

阿拉伯国家的人常把豇豆当作是爱情的象征,小伙子向姑娘求婚时,总要带上一把豇豆,新娘嫁到男家,嫁妆里也要放上一些豇豆子,以示爱情天长地久。

我国民间也有一个关于豇豆的爱情传说。相传,豇豆果荚原来是单生的。有一年,山洪暴发,一位善良的姑娘正拼命地抢收豇豆种子,忽见一位小伙子抱着一根木头被洪水冲得奄奄一息。那位姑娘把小伙子救起,将豇豆嚼碎,口对口地喂他,使小伙子很快地恢复了健康。此事感动了神农,他亲自做媒,让姑娘和小伙子喜结良缘,并令豇豆成双成对地并生,以示天下有情人终成眷属。这段美妙的传说至今还在我国的民间传颂。

【烹饪简介】

豇豆是夏秋季节上市量大的蔬菜之一,嫩豆荚肉质肥厚,且供应期长,人们在烹制方面有不少方法,使之常食不厌。如将嫩豇豆在沸水中焯一下,消毒断生之后,撒上精盐、淋上香油等调料拌匀,其色泽翠绿,清香脆嫩,食之爽口。用嫩豇豆经盐水作短期泡制后食用,其色泽鲜黄、脆嫩微酸,开胃增食,配以豆腐干丝或肉丝等炒食,味道更加鲜美。

江浙一带喜欢用稍老的豇豆烧肉,别有风味;四川人喜欢用辣椒、豆瓣酱炒豇豆,其味也极美。干豇豆同米、面混合可制成多种食品,如豇豆粥、豇豆饭、豇豆糕;干豇豆也可用作豆沙和糕点的馅料等,同样有特殊的豆香,诱人食欲口大增,是一种人们喜食的食品。

选购小窍门

选购豇豆,以绿色嫩荚、长短粗细均匀、豆条饱满有光泽为佳品。凡表皮皱、带有虫眼、有裂口、豆条干瘪过细、内里无籽,表面颜色黯淡,大小粗细不够均匀为劣质豇豆,不宜购买。

【营养价值】

豇豆的营养成分与刀豆差不多,每100克嫩豆荚含水分85～89克,蛋白质2.9～3.5克,糖类5～9克,还含有各种维生素和矿物质等。

豇豆的维生素C含量较为丰富,每百克为22毫克,维生素C能促进抗体的合成,提高人体抗病毒的作用。

干豇豆含蛋白质较高,每百克为24.7克,脂肪为2克,糖类为54.3克,纤维素3.8～4.7克。另外,豇豆还含有丰富的多种氨基酸、胡萝卜素、维生素B_1、维生素B_2及矿物质等营养素,这些营养成分是人体不可缺少的,它们对身体的正常生长、发育和生理功能,以及防治疾病都有极其重要的功用。

【文献记载】

我国历代医学家把豇豆视为治病的良药,并根据临床实践对其药用价值进行了研究与论述,现选录如下。

明代著名的医药学家李时珍在所撰的《本草纲目》称豇豆有"理中益气,补肾健胃,和五脏,调营卫,生精髓。止消渴,吐逆,泄痢,小便数"的功用。

我国古代医学宝典《医林纂要》认为豇豆有"补心泻肾,渗水,利小便,降浊升清"的作用。

明代医学家兰茂在其编撰的《滇南本草》谓豇豆可"治脾土虚弱,开胃健脾"。

清代医家吴仪洛在其所撰的《本草从新》中曰豇豆有"散血消肿,清热解毒"的功效。

《四川中药志》说豇豆有"滋阴补肾,健脾胃,消食。治食积腹胀,白带,白浊及肾虚遗精"的疗效。

【适宜应用】

中医学认为,豇豆性平、味甘,归脾、胃经,具有补肾益气、健胃理中、和五脏、生精髓、调营卫、止消渴之功效,适应吐逆、呕吐、泄泻、痢疾、小儿食积、食积腹胀、糖尿病、白带、白浊、肾虚梦遗、滑精、血尿、小便频数等症。

现代医学研究发现,豇豆可防治消化不良、糖尿病、尿频等症。

温馨提醒

    长豇豆不宜烹调时间过长,避免营养流失。豇豆与粳米一起煮粥一次食用不宜过量,以防产气腹胀。凡气滞便结者不宜食用豇豆。

豇豆的食疗功效

    我国历代医学家把豇豆广泛用于临床,治疗如下疾病可获良好的疗效。

豇豆是治疗食积腹胀的"灵丹"

    祖国医学认为,豇豆归脾、胃经,具有健胃理中的功效,可治吐逆、呕吐、泄泻、痢疾、小儿食积、食积腹胀等消化系疾病,尤其治疗食积腹胀效果显著。这是由于豇豆中所含有的 B 族维生素能维持正常的消化腺分泌和胃肠道蠕动的功能,抑制胆碱酶活性,具有促进消化、增进食欲的作用。

豇豆是糖尿病患者理想的康复食品

    我国历代医家认为,豇豆是治疗消渴的良药,消渴就是现代医学所称的糖尿病,用豇豆水煎服,治疗糖尿病有良好的疗效。

    现代医学研究发现,这是因为豇豆中所含的磷脂有促进胰岛素分泌,参加糖代谢的作用,所以,豇豆是糖尿病患者理想的康复食品。

豇豆是补肾益精,治疗尿频、肾虚梦遗的佳品

    祖国医学认为,豇豆除了有健脾、和胃的作用之外,最重要的是能够补肾益精,历代医家把豇豆视为肾虚梦遗、滑精的妙方。

    我国民间常用老豇豆子煮至半熟,连同豆汤一起炖鸡吃,具有最好的补肾益精的功用,对治疗肾虚梦遗、滑精、小便频数等症有良好疗效。

豇豆营养保健养生美食

双酱拌豇豆

原料：豇豆350克，大蒜、香葱各10克。

调料：花生酱、芝麻酱各15克，精盐、味精各适量，香油少许。

制法：（1）将豇豆掐去两头粗筋、洗净、切成寸段，放入沸水内，焯至断生，捞起沥干，加入精盐、味精腌至入味；香葱洗净，切成细末；大蒜去皮洗净，切成细末；备用。

（2）把花生酱、芝麻酱、精盐、味精放入碗内，倒入适量凉开水拌匀成调味汁，备用。

（3）食用时，把焯过的豇豆段放入盆内，撒上香葱末、蒜末，倒上调味汁拌匀调好口味，淋上香油，即可。

特点：清香嫩脆、味道鲜美。

功效：补肾健胃、理中益气。

适应证：脾胃虚弱、食积腹胀、糖尿病、肾虚梦遗、滑精等。

生煸豇豆

原料：豇豆300克，大蒜15克。

调料：豆油20克，精盐、味精、香油各适量，白酒少许。

制法：（1）将豇豆掐去两边粗茎，切成中段，洗净沥干；大蒜去皮、洗净、拍碎；备用。

（2）将锅烧热后，倒入豆油，待油温七成热时，放入大蒜炒至出香味，倒入豇豆快速煸炒片刻，倒入白酒烹一下，加入精盐、味精调好口味，淋上香油，即可。

特点：酒香脆嫩、鲜美爽口。

功效：补肾气、和五脏、生精髓。

适应证：糖尿病、脾胃虚弱、食积腹胀、小便频数、肾虚梦遗、滑精等。

鱼香豇豆

原料：豇豆250克，泡红辣椒1个，生姜15克，大蒜15克。

调料：豆油 20 克,豆瓣辣酱 10 克,精盐、白糖、酱油、味精、湿淀粉各适量,红油、香醋、花椒油各少许。

制法：(1) 将豇豆掐去两头粗筋,摘成中段、洗净;泡红辣椒去蒂籽、洗净,切成细丝;生姜洗净,切成细末;大蒜去皮、洗净,切成细末;备用。

(2) 把锅烧热后,倒入豆油,烧至油温七成时,放入辣椒丝、大蒜末、豆瓣辣酱炒出香味,放入豇豆段、生姜末煸炒片刻,加入精盐、白糖、酱油、香醋、味精调好口味,用湿淀粉勾芡,淋上花椒油,即可。

特点：鱼香脆辣、口味特美。

功效：健脾开胃、补肾填精、增强性功能。

适应证：胃寒逆吐、食欲不振、食积腹胀、脾虚泄泻、肾虚遗精、阳痿、小便频数等。

虾子豇豆

原料：豇豆 300 克,生姜 15 克,大蒜 10 克。

调料：豆油 20 克,虾子酱油 25 克,精盐、味精各适量,香油少许。

制法：(1) 将豇豆掐去两边粗筋,摘成中段、洗净;生姜洗净,切成细丝;大蒜去皮、洗净,切成细末;备用。

(2) 把锅烧热后,倒入豆油,烧至油温七成时,放入生姜丝、大蒜末炒出香味,放入豇豆段煸炒片刻,加入虾子酱油加盖,用文火煮至熟软,加入精盐、味精调好口味,淋上香油,即可。

特点：虾子鲜美、脆嫩可口。

功效：补肾养精、增强性活力。

适应证：房劳肾亏、肾虚梦遗、滑精、阳痿、白带、白浊、小便频数等。

豇豆炒肉丝

原料：豇豆 200 克,猪瘦肉 100 克,大蒜 5 克,香葱 10 克。

调料：豆油 30 克,淀粉 15 克,精盐、料酒、味精各少许。

制法：(1) 将豇豆抽去两边粗筋,折成小段,洗净;猪肉洗净,切成粗丝,加入精盐、淀粉拌匀;大蒜去皮洗净,切成薄片;香葱洗净,切成细末,备用。

(2) 把锅烧热后,倒入豆油 20 克,待油温七成热时,放入大蒜片炝锅,倒入猪肉丝炒至上色,烹上料酒翻炒几下盛起,备用。

(3) 把锅烧热后,倒入豆油 10 克,待油温七成热时,放入香葱末炝锅,倒入豇豆段翻炒片刻,放入炒过的猪肉丝炒几下,加入精盐、味精调好口味,至熟香,即可。

特点:清香脆嫩、味道鲜美。

功效:补肾元、益五脏、生精髓、调营卫。

适应证:糖尿病、食积腹胀、白带、白浊、房劳肾亏、肾虚梦遗、滑精、阳痿、小便频数等。

豇豆炖乳鸽

原料:豇豆子 150 克,乳鸽 1 只,冬笋肉、上汤 30 克,火腿 20 克,生姜、香葱 15 克。

调料:鸡油 20 克,料酒 30 克,精盐、味精各适量。

制法:(1) 将豇豆子洗净,浸泡 1 小时;乳鸽用闷死,去毛、肠杂、脚爪洗净,抹上少许精盐;冬笋肉洗净,切成薄片;火腿洗净,切成薄片;生姜去皮、洗净,拍松;香葱洗净,打结;备用。

(2) 把乳鸽放入锅内,加入豇豆子、冬笋片、火腿片、生姜、香葱结、料酒、鸡油、上汤,用大火煮沸后,再用小火炖至熟酥,除去姜葱,加入味精调好口味,即可。

服用:每隔 3 日 1 剂,分数次当菜食用。

功效:大补元气、健胃益肾、抗衰延年、延年益寿。

适应证:食欲不振、不思饮食、面黄肌瘦、病后体虚、久病体虚、年老体弱、腰膝酸软、肾虚梦遗、滑精、血尿、小便频数等。

豇豆康复食疗妙方

方一

适应证:盗汗。

妙方:豇豆子 50 克,冰糖 15 克。

用法:将豇豆子用清水浸泡发透、洗净,与冰糖一起放入锅内,加入适量清水,用文火煎至酥软,即可服用。

服用:每日 1 剂,分 2 次温服,连服 2～3 周。

功效:调营卫、和五脏、止盗汗。

方二

适应证：脾虚食少、肾气不足、遗精等。

妙方：豇豆子 75 克，大米 75 克。

用法：将豇豆子洗净，大米淘洗干净。两物一起放入锅内，倒入适量清水，先用大火煮沸后，改用文火煮成稀粥，即可。

服用：每日 1 剂，分 2 次当点心食用。

功效：健脾开胃、补肾固精。

方三

适应证：糖尿病口渴、尿多、易饥。

妙方：豇豆子 60 克，山药 30 克，绿豆 30 克。

用法：将豇豆子、绿豆用清水浸泡发透、洗净，与山药一起放入锅内，加入适量清水，用文火煎至酥软，即可服用。

服用：每日 1 剂，分 2 次当点心服。

功效：健脾清热、生津止渴。常服有良效。

方四

适应证：血尿。

妙方：豇豆子 60 克，黄酒 2 小盅。

用法：将豇豆子晒干，研成细末，备用。

服用：每日 1 剂，分 2 次用黄酒送服。

功效：和五脏、调营卫、止血尿。常服有良效。

方五

适应证：白带增多。

妙方：豇豆子 50 克，莲子肉、白果肉各 15 克。

用法：将豇豆子、莲子肉、白果肉用清水浸泡发透、洗净，一起放入锅内，加入适量清水，用文火煎至酥软，即可服用。

服用：每日 1 剂，分 2 次当点心服。

功效：健脾益肾、除湿止带。

方六

适应证：腮腺炎。

妙方：新鲜豇豆叶 1 把。

用法：将豇豆叶洗净，捣烂如泥状，敷于肿痛处，盖上纱布，外用胶布固定，每日换 2 次。

功效：消肿止痛。

扁豆 ——健脾养胃、补虚化湿

话 说 扁 豆

扁豆亦称藕豆、蛾眉豆、沿篱豆、羊眼豆,为豆科一年生茎蔓草本植物。我国幅员辽阔,各地民俗又异,在许多名称上都有其地方特点。花果期7~9月,总状花序自叶腋生,花序轴节上丛生花2~4朵,白色或淡紫红色,花冠蝶形,婆娑百姿,花柱近顶端有白色髯毛。荚果扁平呈镰刀形,白色或紫黑色。种子呈扁椭圆形,白色、紫黑色或黑褐色。9~10月摘取成熟荚果,晒干,收集种子。

【诗文欣赏】

我国南方种植较多,华北次之,高寒地区虽开花但不结荚。在我国南方农村房前屋后,经常可以看到扁豆沿墙、篱笆蔓延而生,花色白紫相间,茎叶青青缠绕,给农舍增添了一片田园景象。

明代文人王伯稠触景生情写了"豆花初放晚凉凄,碧叶荫中络纬啼。贪与邻翁棚底话,不知新月照清溪"诗句,生动地描绘了农家在傍晚收工之后坐在扁豆棚下乘凉聊天的一番闲情。

清代文人黄树谷赞颂扁豆,生长时藤叶可以遮蔽阳光,开花结果荚后又可作美食,写了一首《咏扁豆羹》:"负郭无农课,他乡学圃能。短墙堪种豆,枯树惜沿藤。带雨繁花重,垂条翠荚增。烹调滋味美,惭似在家僧。谷雨方携子,梅天已发秧。枝枝盘作盖,叶叶暗遮旁。伏日炎风减,秋晨露气凉。连朝憧仆善,采摘报盈筐。"

【烹饪简介】

鲜嫩扁豆,豆荚肥厚肉嫩,清香味美,煮、炒、酱、渍、荤素皆宜。如"姜汁扁豆",鲜辣开胃;"酱爆扁豆",浓油赤酱,味道鲜美,是上海人爱吃的家常菜;"香菇炒扁豆",浓厚的菇香,味美可口,人们都爱吃;"扁豆炒肉片",肉质脆嫩,味道鲜美,是餐桌上的风味佳肴,如晋代陶弘景在《名医别录》所曰扁豆"其荚蒸食甚美"。

干扁豆中可分为白扁豆、黑扁豆、青扁豆和紫扁豆,其形状有长椭圆形,有如刀镰、猪耳、虎爪、眉月等。一般以白色扁豆为佳品。白扁豆与大米煮粥,有健脾开胃的功效,是中老年人的健身益寿的膳粥;白扁豆与莲心、红枣、龙眼肉等煮成羹食用,是民间传统的滋补佳品;白扁豆也可煮熟捣烂成泥,加入红枣、白糖、桂花等制作各种糕点和小吃,甜美可口。用白扁豆与蹄髈、排骨、老母鸡炖汤喝,汤汁浓郁,味道鲜美,是人体最容易吸收的进补营养佳品。

选购小窍门

选购扁豆种子,以质坚硬、肥厚、皮薄平滑、略有光泽,嚼之有豆腥味为佳品。

【营养价值】

扁豆的营养价值较高,新鲜扁豆荚蛋白质含量达 2.8%,是青椒、番茄、黄瓜的 1~4 倍;维生素 C 含量为 13 毫克/100 克。

据测定,每百克干扁豆种子含蛋白质 22.7 克,脂肪 1.8 克,糖类 57 克,钙 46 毫克,磷 52 毫克,铁 1 毫克,锌 2.44 毫克,还含有胰蛋白酶抑制物、淀粉酶抑制物、血细胞凝集素,尚含豆甾醇、磷脂、酪氨酸酶等。

扁豆所富含人体所必需的微量元素锌,锌是维持性器官和性机能正常发育的重要物质,它能促进智力发育和视力发育,提高人体的免疫力。所以,青少年常吃些扁豆,对身体的生长发育大有益处。扁豆钠含量低,是心脏病、高血压、肾炎患者理想的康复蔬菜。

【文献记载】

我国历代医学家把扁豆视为治病的良药,并根据临床实践对其药用价值进行了研究与论述,现选录如下。

明代药物学家李时珍在《本草纲目》中谓,扁豆"嫩时可充蔬食茶料,老则收子煮食",有"止泄泻,消暑,暖脾胃,除湿热,止消渴"的功用。

明代兰茂在其所撰的《滇南本草》中曰，扁豆可"治脾胃虚弱，反胃冷吐，久泻不止，食积痞块，小儿疳疾"。

明代医学家贾九如在其编撰的《药品化义》认为，扁豆"味甘平而不甜，气清香而不窜，性温和而色微黄，与脾性最合"。

明代医学家姚能在《药性辨疑》中记载，扁豆"专清暑，故和中而止霍乱，极补脾，故治痢而蠲脓血，消水湿，治热泄"。

【适应疾病】

中医学认为，白扁豆性微温，味甘，入脾、胃经，具有健脾养胃、补虚止泻、消暑化湿之功效，适应脾虚呃逆、食少久泄、暑湿吐泻、小儿疳积、酒醉呕吐、烦渴胸闷、糖尿病、大便溏泻、水肿、水停消渴、白带过多、赤白带下等症。

黑色扁豆主要为食用，药用不及白扁豆好；紫褐色扁豆有清肝消炎的作用，可治眼生翳膜。扁豆花也有健脾和胃、消暑化湿之功用；扁豆叶捣烂外敷，可治疮毒。

现代医学研究发现，扁豆可防治慢性胃炎、糖尿病、肿瘤等症。

印度产的扁豆经动物实验证明，还有降低血糖和胆固醇的作用。

还有研究发现，从白扁豆提取的凝集素可区分人、羊和牛的红细胞，主要供法医探测人血，为侦破案件服务。

温馨提醒

烹制扁豆时一定要烧熟煮透，使之失去其原有的青绿色再食用，这是因为扁豆中含有皂素和植物血凝素两种有毒物质，这两种毒素必须在高温下才能被破坏，如加热不彻底就食，在食后2～3小时会出现呕吐、恶心、腹痛、头晕等中毒性反应。

由于扁豆中含有胰蛋白酶和淀粉酶的抑制物，这两种物质可以减缓各种消化酶对食物的快速消化作用，所以食之过多可引起胃腹胀满，故扁豆不宜多食，尤其脾胃虚寒者更应少食。

服用丙炔甲基苄胺等降压药时，一定要忌食扁豆。因为扁豆中的酪胺在正常情况下被肝和肠内的单胺氧化酶破坏，但当此酶被丙炔甲基苄胺抑制时，酪胺即在体内大量储积，而致神经末梢释放去甲肾上腺素等神经介质，可使血压进一步升高而致高血压危象，甚至死亡。

扁豆的食疗功效

近几十年来，国内外有关专家运用现代科学技术对扁豆进行了各方面的研究，对其药理研究结果概述如下。

扁豆能降低血糖，是糖尿病患者的康复佳品

我国著名药物学家李时珍在《本草纲目》称扁豆有"止消渴"的功用，消渴就是现代医学所称的糖尿病，用扁豆水煎服，治疗糖尿病有较好的疗效。

现代医学研究发现，这是因为扁豆中所含的淀粉酶抑制物，参加糖代谢的作用，有降低体内血糖的作用。因而，扁豆能降低血糖，是糖尿病患者的康复佳品。

扁豆富含锌元素，能提高男子生育能力

扁豆中富含锌元素，成年男子多吃扁豆能增加精液量，提高生育能力。美国生物学家研究，发现男子的精液量与锌元素有密切的关系。当锌元素减少其精子量就减少，这就会影响精子在阴道内的活动能力，从而影响受孕。

这项研究人员还认为，锌是人体细胞生长及修补都必需的一种微量元素，当锌的储藏量下降时，人体就会牺牲其生殖能力以应急需，如促进伤口的愈合等。

白扁豆具有抗菌、抗病毒的作用

据有关实验研究发现，100％白扁豆煎剂用平板纸片法，对痢疾杆菌有抑制作用；对食物中毒引起的呕吐、急性胃肠炎等有解毒的作用。

白扁豆水提物含有对病毒的抑制成分，这种活性成分在水溶性的高分子和低分子部分都有，这种成分能有效地抑制病毒的生长。因而，体虚多病者、老年人常食扁豆对预防感染性疾病有良好的作用。

常食白扁豆能提高免疫力、防治白细胞减少症

据有关实验研究发现，20％白扁豆冷盐浸液，能对活性 E－玫瑰花结的形成有促进作用,即能增强 T 淋巴细胞的活性,提高细胞的免疫功能。扁豆所含有的多种维生素、微量元素,能刺激机体骨髓造血组织,提高人体的造血功能,减少粒细胞的破坏。

由此可见,经常适量食用白扁豆对防治白细胞减少症有良好的疗效。

扁豆有防治肿瘤作用

据现代药理实验研究发现,扁豆中含有植物血细胞凝集素,这是一种蛋白质类物质,可增加脱氧核糖核酸和核糖核酸的合成,使肿瘤细胞发生凝集反应,抑制免疫反应和白细胞与淋巴细胞的移动,促使肿瘤细胞表面发生结构变化,从而发挥细胞毒的作用,并可促进淋巴细胞的转化,增强对肿瘤的免疫能力,抑制肿瘤的生长。

因而,肿瘤患者经常适量食用扁豆,能激活肿瘤患者的淋巴细胞产生淋巴毒素,对肌体细胞有非特异性的伤害作用,故有显著的消退肿瘤的效果,对防治肿瘤大有益处。

扁豆营养保健养生美食

葱油扁豆

原料:鲜嫩扁豆 300 克,香葱 30 克,大蒜 15 克。

调料:香油 10 克,精盐、味精各适量,胡椒粉少许。

制法:(1)将扁豆掐去两头茎蒂、洗净,切成细丝,放入沸水内,焯至断生熟透,捞起沥干,加入精盐、味精腌至入味;香葱洗净,切成细末;大蒜去皮、洗净,切成细末;备用。

(2)把锅烧热后,倒入香油,烧至油温六成时,放入香葱末、大蒜末炒出香味,加入精盐、味精炒匀,即成调味料,备用。

(3)把扁豆丝放入盆内,加入调味料拌匀,再腌至 10～20 分钟,撒上菜胡椒粉,即可食用。

特点:鲜香味美、脆嫩爽口。

功效:补脾开胃、消暑化湿。

适应证:脾虚呃逆、食少久泄、暑湿吐泻、烦渴胸闷、糖尿病、赤白带下、肿瘤等。

酱烧扁豆

原料：扁豆300克,香葱15克,大蒜10克。

调料：豆油20克,豆瓣辣酱20克,精盐、味精各适量,红油少许。

制法：(1) 将扁豆掐去两头茎蒂,切成中段,洗净沥干;香葱洗净,切成细末;大蒜去皮、洗净,切成细末;备用。

　　　 (2) 把锅烧热后,倒入豆油,烧至油温七成时,放入香葱末、大蒜末、豆瓣辣酱炒出香味,放入扁豆煸炒几下,加盖烧至熟软,加入精盐、味精调好口味,淋上红油,即可。

特点：香辣脆嫩、色泽诱人。

功效：补脾和胃、益气抗癌。

适应证：脾胃少食、食欲不振、脾虚呃逆、食少久泄、暑湿吐泻、糖尿病、肿瘤等。

扁豆炖蹄髈

原料：扁豆子250克,猪蹄髈1只,火腿30克,生姜30克。

调料：料酒25克,精盐、味精各少许。

制法：(1) 将扁豆子洗净,浸泡半天;猪蹄髈拔毛、洗净;火腿用热水洗净,切成小块;生姜去皮、洗净,拍松;备用。

　　　 (2) 将扁豆子、猪蹄髈、火腿块、生姜放入砂锅内,倒入适量清水,用大火煮沸后,加入料酒,改用小火煮至熟软,加入精盐、味精调好口味,即可食用。

特点：汤浓汁稠、味道鲜美。

服用：每周1剂,分数次服食。

功效：补虚损、健脾胃、养气血、通乳汁。

适应证：产后少乳、体虚消瘦、气短乏力、营养不良、肾亏精少、男子不育等。

白扁豆童子鸡汤

原料：扁豆子200克,童子鸡1只,嫩姜50克。

调料：精盐、味精各适量,胡椒粉少许。

制法：(1) 将扁豆子洗净,浸泡半天;童子鸡去羽毛、肠杂、洗净;嫩姜洗净切片;备用。

　　　 (2) 把扁豆子、童子鸡放入锅内,倒入适量清水,加入生姜片,用大火煮沸后,改用文火煮至熟软,加入精盐、味精调好口味,撒上胡椒粉,即可。

特点:豆酥肉嫩、清香味美。

服用:每周1剂,分数次当菜服用。

功效:健脾养胃、补虚温中、防衰强体。

适应证:脾虚呃逆、未老先衰、精血虚亏、年老多病、病后体弱、肾亏精少、阳痿等。

扁豆健脾汤

原料:白扁豆50克,玉米、红枣各50克。

调料:红糖适量。

制法:将白扁豆洗净,浸泡半日;玉米、红枣洗净;备用。把白扁豆、玉米、红枣一起放入锅内,倒入适量清水,浸泡15分钟。先用大火煮沸后,再加入红糖改用小火煮30分钟,即可服用。

特点:清香甜美、酥软可口。

服用:每日1剂,分2次当点心服,连服3~5天。

功效:补虚健脾、利水消肿。

适应证:产后体虚水肿。

扁豆山药汤

原料:白扁豆30克,山药50克,红枣15枚。

调料:蜂蜜适量。

制法:(1)将白扁豆洗净,浸泡半日;红枣洗净;山药去皮洗净,切成小块。

　　　(2)先将红枣、白扁豆放入锅内,倒入适量清水,煮至八成熟,加入山药煮至熟酥,即可服用。

特点:香甜可口。

服用:每日1剂,分2次服用,服前加入蜂蜜。

功效:健脾开胃、滋阴益气。

适应证:脾虚阴亏、饮食无味、口干欲饮、乏力倦怠等。

备注:糖尿病患者不宜食用。

扁豆康复食疗妙方

方一

适应证：夜盲症。

妙方：白扁豆 30 克，苍术 15 克，木贼 10 克。

用法：将上物放入锅内，倒入 2 碗清水，用文火煎至 1 碗，即可服用。

服用：每日 1 剂，2 次水煎服，连服 2～3 个星期。

功效：健脾、化湿、明目。

方二

适应证：老年性白内障。

妙方：扁豆花 15 克，黄芩 12 克。

用法：将上物放入锅内，倒入 2 碗清水，用文火煎至 1 碗，即可服用。

服用：每日 1 剂，2 次水煎服，连服 3 个星期以上。

功效：清热化湿、健脾明目。

方三

适应证：体虚便溏，年老脾虚泄泻。

妙方：白扁豆、荔枝干各 30 克，白糖适量。

用法：将白扁豆洗净，用温水浸泡 2 小时，放入锅内，倒入适量清水，用文火煮至熟软，加入荔枝干再煮至熟烂，加入白糖调好口味，即可。

服用：每日 1 剂，分 2 次温食。

功效：健脾养胃、补虚止泻。

典型病例

谢某，患慢性腹泻半年多，吃了不少西药，但疗效不显著，时好时坏，经化验后确诊也不是菌痢。后经中医诊治说是脾虚泄泻，用本方连服 7 天，腹泻次数就逐渐减少，原来一天泻 7～9 次，现在减少到 3～5 次，再连服 7 天，腹部也不胀气了，胃口也好多了，腹泻一天减少到 2～3 次，基本治好了慢性腹泻的毛病，效果显著。

方四

适应证：白带增多、脾气亏损等。

妙方：白扁豆 150 克，红糖、白糖各适量。

用法：将白扁豆洗净，研为碎粒，与红糖、白糖一起放入锅内，倒入适量清水，用文火煮至熟酥，即可服用。

服用：每日 1 剂，分 2 次服用。

功效：健脾固本、扶正止带。

方五

适应证：小儿腹泻。

妙方：白扁豆 6 克，益智仁 5 克。

用法：将上物放入锅内，倒入 1 碗清水，用文火煎至半碗，即可服用。

服用：每日 1 剂，2 次水煎服。

功效：健脾、化食、止泻。

方六

适应证：脾胃虚亏、气血不足型肝癌。

妙方：白扁豆 50 克，大红枣 20 枚，党参 15 克。

用法：将上物放入锅内，倒入 2 碗清水，用文火煎至 1 碗，即可服用。

服用：每日 1 剂，2 次水煎服，最后吃豆枣。

功效：健脾益胃、养血补气、抗癌化结。

豌豆 ——补心养精、解毒抗癌

话 说 豌 豆

豌豆又称青小豆、荷兰豆等,一年生或二年生攀缘草本植物,为豆科草本植物豌豆的种子。豌豆原产于地中海沿岸及亚洲西南部,是一种分布区域很广的农作物。人类栽培豌豆的历史悠久,在古埃及、希腊、罗马时代就已栽培食用了。汉代张骞出使西域得豌豆种,《本草纲目》云:"其苗柔弱宛宛,故得豌名。"我国至今已有2 000多年的豌豆种植历史,主要产区有四川、湖南、云南、江苏、浙江等省。

豌豆为抗寒性较强,可以早播,种豌豆不出"九",可在早春时种在风障或露地里,也可与其他蔬菜间种套种。花果期4～5月。花结荚果呈长椭圆形,长5～10厘米,种子圆球形,青绿色,干后变为黄色。豌豆生长期短,是早熟农作物,因而在百谷之中最先上市。早春二月下旬播种豌豆,五六月即可收获,是农家乐意栽种的豆类。

【诗文欣赏】

宋代大文豪家苏东坡曾为豌豆粥的清香美味所倾倒,赋诗一首《得豌豆大麦粥》赞颂道:"逆旅喝晨粥,行疱得时珍,青班照七筋,脆响鸣牙龈。"描述出作者喝豌豆粥的生动形态。

【烹饪简介】

豌豆一般可分为粮用豌豆和菜用豌豆两种,前者除供饭用、做糕、制馅、加工成糕点外,还是制作淀粉、粉丝的重要原料。有的小吃店中的凉粉、凉糕就是用豌豆粉加工的。

菜用豌豆有软荚和硬荚两种。如荷兰豆就是软荚豌豆,豆荚脆嫩,纤维少,味甜,适宜炒食或凉拌,色泽翠绿,清脆爽口,是佐餐下酒的佳肴;硬荚豌豆主要食用其鲜嫩豆粒,可单炒,也可与香菇、蘑菇、豆制品、虾仁、鸡蛋等同炒。奶油烩豌豆是一道极美的菜,先用奶油将豌豆炒至变色,再加上汤烩,汤汁乳白,豆粒碧绿,色、香、味俱佳。豌豆嫩苗也可入菜,炒食、做汤,其味香浓,鲜美异常。

如用肉、鱼、虾仁与豌豆一起做菜,肉丝、鱼片、虾仁最好上浆勾芡,可使菜肴色泽晶亮、鲜嫩味美。但是,淀粉的用量一定要适当,一般来说,50 克食材加入 5 克干淀粉上浆较为恰当。如果淀粉过多,使把菜做成黏糊糊的,既碍于美观,又会影响口感。

选购小窍门

豌豆选购,食用豌豆有三种,一种是食用豌豆,荚不宜食用;另一种是食用粒荚;还有一种豌豆食用豌豆荚。食用豌豆选购,最简单就是剥开豌豆的表皮,新鲜豌豆的肉和外层一样是鲜绿色就是佳品。食用豌豆粒荚,选购荚肉肥厚,脆嫩、豆粒大为好。食用豌豆荚,选购鲜嫩、青绿、有弹性的豌豆荚,吃口甜脆味美,但不宜炒过头。

【营养价值】

新鲜豌豆中,每百克含蛋白质 4～11 克,比刀豆、豇豆均高,维生素 C 含量每百克为 7～9 毫克,不如扁豆。但豌豆苗中维生素 C 含量很高,每百克可达 53 毫克,在所有鲜豆中名列第一。

据测定,每百克干豌豆含蛋白质 24.6 克,糖类 57 克,少量脂肪及钙、磷、镁、钠、钾、铁等微量元素,其中磷的含量较高,为 400 毫克。此外,它还含有粗纤维、胡萝卜素、维生素 B_1、维生素 B_2、维生素 B_3 等多种维生素。

豌豆中所含的蛋白质是人体所必需的八种氨基酸,其营养价值较高。丰富的磷既是构成骨骼、牙齿的主要成分,又是细胞核蛋白和各种酶的主要成分,它还有帮助体内三大代谢和调节酸碱平衡作用,能增强人体免疫功能,提高机体的抗病能力和康复能力,防止人体致癌物质的合成,降低人体癌症的发病率。

【文献记载】

我国历代医学家把豌豆视为治病的良药,并根据临床实践对其药用价值进行了研究与论述,现选录如下。

我国是最早认识豌豆有食疗作用的国家之一,成书于春秋战国现存最早的药物学专著《神农本草经》中载,豌豆有"主女子赤沃。止血养精,保血脉,益气,令人肥健嗜"的功用。

宋代医学家唐慎微在其编撰的《证类本草》中谓,豌豆有"主调顺营卫,益中平气"的作用。

我国古代医学宝典《医林纂要》说,豌豆有"补心,去瘀,续伤"的功用。

清代王士雄在其所撰的《随息居饮食谱》中曰,豌豆能"清胃涤热,祛风,利口齿咽喉头目……和中生津,止渴下气,通乳消胀"。

【适宜应用】

中医学认为,豌豆味甘、性平,归脾、胃经,具有补心养精、益脾和中、解毒利水、下气生津、调营卫、止泻痢、解疮毒、通乳消胀等功效,适应脾胃不适、呃逆呕吐、心腹胀痛、口渴泻痢、痈肿、脚气、便秘、糖尿病、乳汁不通、产后乳少、小便不利等病症。

我国民间常用豌豆适量,淡煮常吃治疗消渴(糖尿病)有良好疗效;用豌豆、羊肉各适量炖吃,可治气血虚弱等症。

现代医学研究发现,豌豆可防治糖尿病、高血压、冠心病、消化不良、便秘、水肿、癌症等病症。

温馨提醒

如豌豆与富含蛋白质的食物一起烹饪,可以进一步提高豌豆的营养价值。

豌豆虽然有较好的营养价值和保健价值,但食之过多可令人腹胀,故脾胃虚弱者不宜多食,以免引起消化不良。豌豆和蕨菜食物相克,豌豆富含维生素 B_1,而蕨菜中含维生素 B_1 分解酶,倘若两者一起同食,蕨菜中的维生素 B_1 分解酶便会把豌豆中的维生素 B_1 成分破坏,使营养物质流失。豌豆含有致甲状腺肿大的成分,故甲状腺肿大患者不宜食用,避免加重病情。

豌豆的食疗功效

近几十年来,国内外有关专家运用现代科学技术对豌豆进行了各方面的研究,对其药理研究结果概述如下。

豌豆有光泽肌肤、抑制黑色素的"美容豆"之称

据《本草纲目》载:豌豆能"去黑黯,令面光泽"。《外台秘要》也载,"将豌豆捣碎,煮水洗面,能令人面光净"。如此看来,古代医家认为,豌豆是有光泽肌肤、祛除黑斑的美容功用。

据现代药理研究表明,这是由于豌豆富含蛋白质、多种维生素及微量元素等营养素,这些营养素对人体的生长发育和生理功能有重要的作用,常食豌豆能促进血液循环,增强体质,使面容红润光泽,故其还有"美容豆"之称。

还据现代药理研究表明,新鲜豌豆苗富含胡萝卜素、维生素 C 等营养物质,能使机体皮肤柔腻润泽,并能抑制黑色素的形成,具有良好的美容作用。

豌豆能提高机体的抗病和康复能力

豌豆中富含人体所需的各种营养素,尤其含所有的优质蛋白质,能促进人体新陈代谢,增强人体免疫功能,还有豌豆与一般蔬菜有所不同,所含的止权酸、赤霉素和植物凝集素等物质,具有抗菌消炎,可以提高人体的抗病能力和康复能力。

豌豆是通大便、降血脂的佳蔬

豌豆中含有纤维素,尤其荷兰豆和豆苗中含有很丰富的膳食纤维,纤维素虽然不是人体所必需的营养素,但纤维素的保健养生价值愈来愈为人们所重视,近年来甚至被誉为"第七营养素"。

纤维素能促使胃肠蠕动,加快食物和食糜迅速通过小肠,保持大便通畅,起到清洁大肠的作用,也可有效地减少小肠对各种物质的吸收,特别是可减少小肠对脂肪的消化吸收,从而减少了脂肪在人体内的沉积。此外,摄食富含纤维素的荷兰豆和豆苗,既可产生饱腹感,又不影响正常的葡萄糖吸收和胰岛素的释放,使机体维持正常的生理功能,从而起到去脂

健美作用。

豌豆具有防癌、抗癌的功用

豌豆中富含胡萝卜素,食用后可防止人体致癌物质的合成,从而减少癌细胞的形成,降低机体癌症的发生率。再说,在豌豆荚和豆苗的嫩叶中富含维生素 C 能中和、分解人体内亚硝胺的酶,起到分解亚硝胺的作用。亚硝胺是一种致癌物质。因而,常食豌豆具有防癌抗癌的功用。

豌豆营养保健养生美食

香脆甜豆

原料:甜豆 300 克,香葱 20 克,生姜 15 克,大蒜 15 克。

调料:香油 10 克,精盐、味精各适量。

制法:(1) 将甜豆掐去两头筋蒂,洗净沥干,放入沸水内,焯至断生,捞起沥干,加入精盐、味精腌至入味;香葱洗净,切成细丝;生姜洗净,切成细丝;大蒜去皮、洗净,切成细末;备用。

(2) 把锅烧热后,倒入香油,烧至油温六成时,放入香葱丝、大蒜末炒出香味,加入精盐、味精炒匀,即成调料,备用。

(3) 把甜豆、生姜丝放入盆内,倒入调料拌匀,即可。

特点:清香嫩甜、脆美爽口。

功效:补虚益气、和中抗衰。

适应证:冠心病、糖尿病、高血压、高脂血症、癌症等。

备注:甜豆也是豌豆的一种新品种豆粒饱满、豆荚脆嫩一起食用清脆爽口,营养丰富。

川味荷兰豆

原料:荷兰豆 250 克,泡红辣椒 1 个,生姜 15 克,大蒜 15 克。

调料:豆油 20 克,精盐、味精各适量,花椒油少许。

制法:(1) 将荷兰豆掐去两头粗筋,摘成中段、洗净;泡红辣椒去蒂籽、洗净,切成细丝;生姜洗净,切成细丝;大蒜去皮、洗净,切成细末;备用。

(2) 把锅烧热后,倒入豆油,烧至油温七成时,放入辣椒丝、大蒜末炒出

香味,放入荷兰豆段、生姜煸炒片刻,加入精盐、味精调好口味,淋上
花椒油,即可。

特点:麻辣利口、脆嫩可口。

功效:益气和中、健脾开胃。

适应证:糖尿病、高血压、冠心病、高脂血症、动脉硬化等。

豌豆炒面筋

原料:豌豆 100 克,油面筋 50 克,水发香菇 50 克,生姜 10 克。

调料:食油 20 克,精盐、味精、料酒、香油、湿淀粉各适量。

制法:(1) 将豌豆洗净,用沸水焯至半熟;油面筋用沸水泡软;香菇去蒂洗净,
切成细丝;生姜去皮、洗净、切成细末;备用。

(2) 把姜末、精盐、味精、料酒、湿淀粉放入碗内拌匀成调味汁,备用。

(3) 把锅烧热后,倒入食油,待油温七成热时 ,放入豌豆、油面筋、香菇
丝、少许清水炒匀,加盖烧 2～3 分钟,倒入调味汁炒匀,调好口味,
淋上香油,即可。

特点:清香味美。

功效:健脾开胃、补中防癌。

适应证:脾胃不适、呃逆呕吐、乳汁不通、脚气、产后乳少、小便不利、癌症等。

奶油豌豆(英国风味)

原料:豌豆 200 克,鸡蛋 1 个,面包 1 个,奶油 30 克,牛奶 50 克。

调料:食油 30 克,精盐、味精各适量,白糖少许。

制法:(1) 将豌豆洗净,用沸水煮熟,沥干水分;鸡蛋、牛奶、白糖、精盐放在一
起用力搅拌均匀成调味汁;面包去皮,切成 2 厘米厚,8 厘米长 6 个
三角块;备用。

(2) 将锅烧热后,放入奶油熔化后,放入豌豆炒几下,加入精盐、白糖、味
精调好口味,炒至熟透,盛入盆中,备用。

(3) 将锅烧热后,放入食油,待油温五成热时,放入蘸过调味汁的面包,
煎至两面金黄,四周对称地放入盛有豌豆的盆内,一道美味的西菜
即成。

特点:香浓味美、别具特色。

功效:营养丰富、补中益气、抗衰养颜。

适应证：食欲不振、年老体弱、体虚多病、产后乳少、癌症等。

豌豆羊肉汤

原料：干豌豆 150 克，羊肉 250 克，冬笋肉 50 克，生姜、香葱各 15 克，上汤
　　　300 克。

调料：料酒 15 克，精盐、味精各适量。

制法：(1) 将豌豆用清水浸泡至发软、洗净；羊肉洗净后，切成小块；冬笋肉洗
　　　　　净，切成薄片；生姜去皮、洗净，切成细丝；香葱洗净，切成细末；
　　　　　备用。

　　　(2) 将上汤倒入锅内，加入豌豆、冬笋、生姜丝，先用大火煮沸后，再放入
　　　　　羊肉块煮沸后，加入料酒、精盐、味精调好口味，撒上香葱，即可
　　　　　食用。

特点：鲜美汤浓、滋补佳品。

服用：每日 1 剂，分 2 次，当菜汤食用。

功效：滋补扶正、补益强精、壮阳增欲。

适应证：气血虚弱、阳气不足、体质虚弱、体弱多病等。

豌豆炖乌鸡

原料：干豌豆 100 克，雌乌鸡 1 只，水发香菇 100 克，冬笋肉 30 克，火腿 25 克，
　　　生姜 15 克，香葱 15 克。

调料：料酒 60 克，豉汁 30 克，精盐、味精各适量。

制法：(1) 将豌豆用清水中泡至发软，洗净；乌鸡宰杀，去毛、肠杂、脚爪洗净，
　　　　　剁成中块，抹上少许精盐；香菇去根、洗净；冬笋肉洗净，切成薄片；
　　　　　火腿洗净，切成薄片；生姜去皮、洗净，拍松；香葱洗净，打结；备用。

　　　(2) 把乌鸡块置于锅内，加入豌豆、香菇片、冬笋肉片、火腿片、生姜、香
　　　　　葱结、料酒、豉汁，倒入适量清水，先用大火蒸沸后，再改用小火炖
　　　　　60～90 分钟，除去姜葱，加入味精，调好口味，即可服食。

特点：清香鲜美、进补佳肴。

服用：每 3 日 1 剂，分数次服食，喝汤食肉。

功效：滋阴补心、益气和中、调营卫、补精髓。

适应证：头晕耳鸣、产后乳少、病后体弱、年老多病、肾精不足、肾气亏损、癌
　　　　症等。

豌豆康复食疗妙方

方一

适应证：老年性白内障。

妙方：豌豆 20 克,菠菜根 15 克,乌梅 3 个。

用法：将上物放入锅内,倒入 2 碗清水,用文火煎至 1 碗,即可服用。

服用：每日 1 剂,2 次水煎服,连服 1～2 星期。

功效：健脾化湿、清热明目。

方二

适应证：高血压。

妙方：鲜嫩豌豆苗适量。

用法：将豌豆苗洗净,用凉开水浸洗后,沥干水分,用榨汁机榨取原汁 1 小杯,即可。

服用：每日 2 次,每次温热服 1 杯,现做现饮,以免变质。

功效：清热解毒、降压利水。

方三

适应证：糖尿病。

妙方：鲜嫩豌豆苗适量,胡萝卜 50 克。

用法：将豌豆苗用凉开水洗净,沥干水分,胡萝卜洗净、切块,一起放入榨汁机榨取原汁,即可。

服用：每日 2 次,每次温热服 1 小杯,现做现饮,以免变质。

功效：益气和中、降低血糖。

方四

适应证：冠心病。

妙方：新鲜豌豆苗适量、小黄瓜 1 根。

用法：将豌豆苗、黄瓜用凉开水洗净,沥干水分,放入榨汁机榨取原汁,即可。

服用：每日 2 次,每次温热服半杯,现做现饮,以免变质,连服 10～15 天。

功效：清热排毒、益气利水、软化血管。

方五

适应证：产后缺乳。

妙方：新鲜豌豆 200 克。

用法：将豌豆去壳剥粒、洗净，用清水煮至熟软，加入调料拌匀，即可。

服用：每日 1 剂，分 2 次当菜食用。

功效：益气、和中、催乳。

方六

适应证：肿瘤术后放疗、化疗反应。

妙方：豌豆苗 200 克，鹅血 500 克，调料各适量。

用法：将豌豆苗洗净，摘成小段；鹅血洗净，切成小块。先把清水煮沸，放入鹅血再煮沸，放入豌豆苗，加入食盐、味精调好口味，即可。

服用：每日 1 剂，分 2 次当菜汤饮用。

功效：排内毒、调营卫、减反应。

蚕豆 ——健脑益气、健脾利水

话 说 蚕 豆

蚕豆,因其形似蚕,又在结茧期成熟而得名,又称胡豆、罗汉豆等,一年生草本植物,为豆科植物蚕豆的种子。蚕豆原产于西南亚及地中海区域,约在公元前100多年小粒变种蚕豆传入我国。大粒变种蚕豆约在公元1200年由欧洲的商人传入我国。现在全国各地均有种植,其中以四川、云南、湖南、湖北、江苏、浙江等地为主产区。

蚕豆为长日照作物,喜温暖湿润气候,于早春开花,花冠蝶形,荚果大而肥厚;种子呈卵圆形,略扁平呈矩圆形。花果期为3~5月。初夏豆荚成熟呈黑褐色时拔取全株,晒干,打下种子,晒干备用。

【历史概述】

我国种植蚕豆已有2 000多年的历史了。据北宋李昉等学者编纂的《太平御览》中载:"张骞使西域,得胡豆种归,今蜀人仍呼此为胡豆。"

我国较为详细地记载蚕豆,始于北宋初宋祁所著的《益部方物略记》一书,书中称为"佛豆"。

宋代苏颂编撰的《图经本草》中较为详细地叙述了蚕豆的形态及用途,而明代周文华所撰的《汝南圃史》中已载有蚕豆的栽培方法。

蚕豆分为大粒、中粒、小粒三种类型,大粒多上集市为时令的菜用蚕豆,中、小粒多作为粮用蚕豆。

【诗文欣赏】

宋代诗人杨万里曾写过一首赞美蚕豆的诗:"翠荚中排浅碧珠,甘欺崖蜜软欺酥;沙瓶新熟西湖水,添累分尝晓露腴;味与樱梅为益友,名因蚕茧一丝绚,老夫稼圃方双学,谱入诗中当稼粟。"诗人以生动的文笔,把蚕豆的碧绿、甘美、酥香写绝了。

清代文人汪士慎则写了一首蚕豆花开时节的诗："蚕豆花开映女桑，方茎碧叶吐芳芬；田间野粉无人爱，不逐东风杂众香。"作者形象描绘了春暖花开的田园风光。

【烹饪简介】

蚕豆从嫩苗起到老熟的种子都可作为蔬菜食用。清代文人顾仲在《养小录》中曰："二月采（蚕豆嫩苗），香油炒，下盐，酱煮，略加姜葱。"这种吃鲜蚕豆苗的方法，现在已不多见了。

蚕豆嫩苗，可炒食，嫩蚕豆可做菜，老蚕豆亦可以做菜，味道鲜美。干品可以炒食、煮食、炸食，亦可制酱食用。

当豆荚青绿，豆已饱满时摘下上市，剥去豆荚用嫩蚕豆粒炒菜、烩菜，味鲜，酥软可口。葱花炒鲜嫩蚕豆是最简单的吃法，葱香豆美；用雪菜炒蚕豆是传统的家常菜。蚕豆可以与任何一种荤、素菜一起烹制，不论是笋片、豆腐干，还是肉丁、火腿、玉兰片等都能够烧出鲜美的佳肴。

清代文学家袁枚所著的《随园食单》是我国清代一部系统地论述烹饪技术和南北菜点的重要著作，此书介绍蚕豆炒芥菜谓之："新鲜蚕豆之嫩者，以腔芥菜炒之，甚妙。随采随食方佳。"这"蚕豆炒芥菜"也是百姓菜桌上的家常菜，鲜嫩味美。

老蚕豆炒食、做汤，味道同样鲜美。干蚕豆的吃法也很丰富，如北京的"开花豆"、四川的"怪味豆"、绍兴的"茴香豆"、上海的"五香豆"，都是极美的小食品。

蚕豆生豆芽，则为四季蔬菜，可弥补淡季蔬菜的不足，蚕豆还可制酱，我国的"郫县豆瓣酱""临江豆瓣酱"味道香辣鲜美，在海内外久负盛名。蚕豆磨粉是制粉丝和粉皮的优质原料。

选购小窍门

选购蚕豆，以种子扁平矩圆形，表皮浅棕褐色，光滑有光泽，两面凹陷；种脐位于较大端，褐色或黑褐色；质地坚硬，内有子叶2枚，肉质肥厚，色黄，味淡，嚼之有豆腥味为佳品。

【营养价值】

蚕豆营养较为丰富,蛋白质含量为 28.2%,仅次于大豆,高于其他杂豆;糖类为 48.68%,仅次于于绿豆、赤豆;脂肪含量少,只有 0.8%;粗纤维的含量也较高,为 6.7%。此外,还含有磷脂、胆碱、维生素 B_3、维生素 B_1、维生素 B_2 和钙、磷、铁、钾、钠、镁等多种矿物质,尤其是其中的磷和钾含量较高,这些营养素均为人体所必需。

蚕豆中含有丰富的蛋白质,且不含胆固醇,可以延缓动脉硬化,其富含的粗纤维可以降低血液中的胆固醇。因而,蚕豆对预防心血管疾病有很好的保健作用。蚕豆中所含的钙元素,有利于骨骼对钙的吸收与钙化,能促进人体骨骼的生长发育,是青少年的营养食物。

【文献记载】

我国历代医学家把蚕豆视为治病的良药,并根据临床实践对其药用价值进行了研究与论述,现选录如下。

明代医学家汪颖在其编著的《食物本草》中云,蚕豆能"快胃,和脏腑"。

清代医学家吴仪洛在其编撰的《本草从新》中曰,蚕豆可"补中益气,涩精,实肠"。

《湖南药物志》说,蚕豆有"健脾,止血,利尿"的功用。

【适宜应用】

中医学认为,蚕豆味甘、性平,入脾、胃经,具有健脾益胃、调补五脏、益气利水、清热解毒,止血涩精,化湿止带等功效,适应倦怠少食、中气不足,腹泻便溏、小便不通、水肿、高血压、咯血、衄血、便血、胎漏、产后风、妇女带下等病症。

蚕豆花有凉血、止血、止带、降血压的功用;蚕豆茎叶有收敛止血之功用;蚕豆荚壳有收敛止血之功用;蚕豆荚壳烧炭研末外用可治烫伤、脓疱疮。

我国常用嫩蚕豆煮稀饭治疗习惯性便秘有良效,有健脾和胃、润肠通便之功用。

现代医学研究发现,蚕豆可防治高血压、源性水肿、肾病性水肿等病症。

温馨提醒

　　蚕豆虽鲜美,但有些人却不能吃蚕豆,吃几粒蚕豆就可以招致严重的蚕豆黄病。这是因为蚕豆中含有一种称为巢菜碱苷的物质,这种物质若被摄入那些血细胞中缺乏葡萄糖－6－磷酸脱氢酶的人体内,即可发生过敏反应,出现急性溶血性贫血(即蚕豆黄病)。此病多见于生食者和小孩,或家族有发病史者,表现为食后 1～4 天出现发热、头痛、腹痛、呕吐、茶色尿或血尿,随之皮肤发黄,全身乏力衰弱,严重者可导致死亡。

　　一般认为食用鲜蚕豆发病率高于干后煮食的蚕豆,一次吃得过多的发病率也较高。因此,为预防发生此病,食用蚕豆一定要煮熟,以破坏巢菜碱苷,对有家族发病史及以前有发病史的人,应禁止食用蚕豆。蚕豆与田螺相克。如果蚕豆与田螺前后两个小时内食用,会引起食物中毒,发生肠绞痛,严重者会危及生命,可喝 100 毫升婴儿小便解毒。

　　蚕豆不易消化,故脾胃虚弱者不宜多食,一般人也不宜过食,以免损伤脾胃,引起消化不良。

蚕豆的食疗功效

　　近几十年来,国内外有关专家运用现代科学技术对蚕豆进行了各方面的研究,对其药理研究结果概述如下。

蚕豆有健脑、增强记忆力的功用

　　现代药理研究发现,蚕豆中所富含的磷脂是神经组织及其他膜性组织的组成成分,所富含胆碱是神经细胞传递信息不可缺少的化学物质。

　　因此,常食蚕豆对营养脑神经组织、增强记忆力有很好的保健作用,尤其对青少年、脑力劳动者及正在应付考试学生都大有益处。

蚕豆是利水消肿的良药

　　我国历代医家认为,蚕豆是利水消肿的良药,可治心源性水肿、肾病性水肿、各种水肿、小便不通之病症。

现代医学研究发现,这是由于蚕豆含有类似甘露醇的利水成分,能提高血浆渗透压,导致组织内(包括眼、脑、脑脊液等)水分进入血管内,促进潴留体内的液体排出体外,从而减轻组织水肿,起到利尿消肿的治疗效果。

蚕豆有通便、预防肠癌的功效

蚕豆皮中含丰富的纤维素,这些食物纤维不会被人体消化、吸收,直接进入大肠,将食物残渣中能诱发直肠癌的有毒物质稀释,并能刺激结肠的蠕动,促进大便通畅,减少了粪便中促癌致癌物质与肠黏膜接触的时间,起到了预防肠道肿瘤的作用。因而,便秘和中老年人经常食用蚕豆即可保持大便畅通,又能起到预防肠癌的作用。

蚕豆营养保健养生美食

蚕豆炒菱肉

原料:蚕豆 100 克,鲜嫩菱 100 克,香葱 15 克。

调料:精制豆油 20 克,精盐、味精各适量,香油少许。

制法:(1) 将蚕豆去壳、洗净,用水煮至酥软;嫩菱去壳、洗净,切成中块;香葱洗净,切成细末;备用。

(2) 将锅烧热后,倒入豆油,待油温七成热时,放入嫩菱块煸炒片刻,倒入蚕豆用大火快速煸炒几下,加入精盐、味精调好口味,淋上香油,即可。

特点:清香嫩脆、味道鲜美。

服用:每日 1 剂,分 2 次当菜食。

功效:健脾益气、抗衰防癌。

适应证:高血压,水肿,便秘,消化道肿瘤,癌术后放疗、化疗等。

雪菜豆瓣酥

原料:蚕豆 250 克,雪菜 30 克,生姜 5 克。

调料:豆油 25 克,精盐、味精各适量。

制法:(1) 将蚕豆去壳、洗净,用水煮至酥软;雪菜洗净,切成小段;生姜去皮洗净,切成细丝;备用。

　　(2) 将锅烧热后,倒入豆油,待油温七成热时,放入生姜末炝锅,放入雪菜段翻炒片刻,加入蚕豆翻炒几下,加入精盐、味精,调好口味,即可。

特点:鲜咸味美、酥软可口。

功效:健脾开胃、补中益气。

适应证:脾胃虚弱、倦怠少食、食欲不振、高血压、水肿、用脑过度、年老健忘、便秘等。

蚕豆炒芦笋

原料:蚕豆 150 克,芦笋 150 克,胡萝卜 50 克,大蒜 10 克。

调料:豆油 25 克,精盐、味精各适量。

制法:(1) 将蚕豆剥去外皮成豆瓣,洗净;芦笋洗净,切成小块;胡萝卜去皮、洗净,切成小块;大蒜去皮洗净,剁成细茸,备用。

　　(2) 将锅烧热后,倒入豆油,待油温七成热时,放入大蒜末炝锅,放入蚕豆、芦笋块、胡萝卜块翻炒片刻,加入精盐、味精,调好口味,即可。

特点:色彩鲜艳、味道鲜美。

功效:消暑益气、健脾抗癌。

适应证:食欲不振、脾胃少食、高血压、肝炎、糖尿病、便秘、水肿、消化道肿瘤等。

蚕豆炖牛肉

原料:鲜蚕豆 300 克,精牛肉 300 克,生姜 25 克,香葱 15 克。

调料:猪油 15 克,料酒 30 克,精盐、味精、胡椒粉各少许。

制法:(1) 将牛肉洗净,切成小块;蚕豆剥去外壳、洗净;生姜去皮、洗净,切成细丝;香葱洗净,切成细末;备用。

　　(2) 把牛肉块放入锅内,倒入适量清水,放入生姜片、料酒,用文火炖熟软,加入蚕豆再炖至熟酥,加入味精、胡椒粉调好口味,撒上香葱末,即可。

特点:汤浓清香、味道鲜美。

服用:每 3 日 1 剂,分数次当菜食用。

功效:健脾补虚、利水消肿。

适应证:病后体虚、高脂血症、动脉硬化、高血压、冠心病、年老体弱、身体乏力等。

番茄蚕豆泥汤(埃及风味)

原料:干蚕豆 250 克,番茄 2～3 个,洋葱 50 克,大蒜 5 克,上汤 500 克。

调料:黄油 25 克,茴香籽粉 0.5 克,精盐、味精、黑胡椒粉各适量。

制法:(1) 将干蚕豆用水浸泡 12 小时后,剥壳洗净;番茄、洋葱洗净,切成小块;大蒜去皮、洗净,切成细末;备用。

(2) 将上汤、蚕豆、洋葱块放入锅内,用大火煮沸后,改用小火煮至熟酥,过箩制泥,再把豆泥倒回锅内,放入番茄块用小火煮 3～5 分钟,加入精盐;味精、黑胡椒粉、茴香籽粉调好口味,备用。

(3) 将锅烧热后放入黄油,待熔化后,放入大蒜末炒至香黄,撒入番茄蚕豆泥汤内,即可食用。

特点:汤浓鲜辣、别具风味。

功效:健脾开胃、补中益气。

适应证:脾胃虚弱、食欲不振、倦怠少食、用脑过度、年老健忘、高血压、便秘等。

蚕豆红枣汤

原料:蚕豆 30 克,红枣 15 枚,生姜 10 克。

调料:红糖适量。

制法:将蚕豆、红枣、生姜洗净,一起放入锅内,倒入适量清水,浸泡 15 分钟。先用大火煮沸后,再改用小火煮 30 分钟,加入红糖,即可服用。

特点:甜中带辣、产妇佳品。

服用:每日 1 剂,2 次水煎,当茶饮服,连服 3～5 天。

功效:补虚健脾、温中止痛。

适应证:产后体虚、腹痛等。

蚕豆康复食疗妙方

方一

适应证:脾胃不适、食欲不振、口渴水肿、乳糜尿等。

妙方:蚕豆壳 30 克。

用法:将蚕豆壳炒至焦黄,放入杯中,冲入沸水加盖焖泡 5 分钟,即可。

服用:每日 1 剂,多次冲泡,当茶饮用。

功效：健运脾胃、利尿渗湿。

方二

适应证：妊娠水肿。

妙方：蚕豆 50 克，白扁豆 20 克，红枣 10 枚。

用法：将蚕豆洗净，放入锅内，倒入 2 碗清水，用文火煎至 1 碗，即可服用。

服用：每日 1 剂，2 次水煎服食。

功效：健脾除湿、利水消肿。

典型病例

　　许某，26 岁，婚后 1 年怀孕，6 个月后，自觉肢体肿胀，先由脚肿渐至小腿、大腿，水肿随按随起，心悸气短，胸闷胁胀，小便不利。经医院治疗水肿有所消退，但小腿部水肿一直未退。后经人介绍服用本方 5 剂后，水肿消退，疗效显著。本方既能补充营养，又能治疗妊娠水肿，一举两得。

方三

适应证：类风湿关节炎。

妙方：蚕豆 50 克，木耳 30 克。

用法：将蚕豆、木耳除去杂物、焙干、研为细末，储瓶备用。

服用：每日 2 次，每次 3 克，用温黄酒送服。

功效：祛风散寒、活血通络。

方四

适应证：胆囊炎。

妙方：蚕豆 30 克，冬瓜皮 60 克。

用法：将蚕豆、冬瓜皮洗净，放入锅内，倒入 2 碗清水，用文火煎至 1 碗，即可服用。

服用：每日 1 剂，2 次水煎服。

功效：清热利水、疏肝利胆。

方五

适应证：白带增多。

妙方：蚕豆壳 20 克，土茯苓 30 克，地肤子 15 克。

用法：将上物放入锅内，倒入 2 碗清水，用文火煎至 1 碗，即可服用。

服用：每日 1 剂，2 次水煎服。

功效：健脾除湿、固涩止带。

方六

适应证：血尿。

妙方：蚕豆花 15 克，炒黄糯米 30 克，冰糖末 1 匙。

用法：将上物放入锅内，倒入适量清水，用文火煮成稀粥，即可服用。

服用：每日 1 剂，分 2 次服用，连服 7 剂。

功效：清热除湿、利尿止血，常服治血尿有良效。

大豆 ——补虚健身、益气养血

话 说 大 豆

大豆,以黄豆为主,包括青豆、黑豆等品种,有"豆中之王"的美称,一年生直立草本植物,花果期为6~10月,为大豆科植物大豆的种子。大豆原产于我国,现在,大豆全国各地均有栽培,其中以东北的种植面积大、产量高、质量好。目前我国大豆种植面积和总产量位居世界第三位。

【历史概述】

大豆是中国最古老的农作物之一,据有关专家推算,我国已有四五千年的种植历史。秦汉以前大豆被称为"菽"。我国最早的一部诗歌集《诗经》收有西周时代的诗歌300余首,其中多次提到"菽",如"中原有菽,庶民采之","蓺之荏菽,荏菽旆旆"等诗句。

秦汉以后,豆字就代替"菽"字了。西汉司马迁在《史记·五帝本纪》中谓"炎帝欲侵陵诸侯,诸侯咸归轩辕。轩辕乃修德振兵,治五气,艺五种,抚万民,庆四方。"郑玄曰:"五种,黍稷菽麦稻也。"由此可见,我国在轩辕黄帝时代已种"菽"。

大豆,在秦汉以前是人们的主要粮食,据《战国策》记载:"民之所食,大抵豆饭藿羹。"就是指用豆粒煮饭,用豆叶做羹,还用豆秸当柴烧。西晋杜预对"菽"字注释"菽,大豆也。"

三国时代,曹植所赋的七步诗"煮豆燃豆萁,豆在釜中泣;本是同根生,相煎何太急"。说明了早在公元3世纪的我国黄河流域一带,人民煮豆饭、烧豆秸,已是日常生活中极其普遍的事情。

1873年,在奥地利首都维也纳举行的万国博览会上,第一次展出的金灿灿、籽粒滚圆的中国大豆,被人们视为珍品。从此,中国大豆闻名世界,享有"大豆王国"之称、各国使者纷纷引种回国栽培。后来,美国、巴西引进并大力发展中国大豆,种植面积、总产量都超过了我国。

【典故传说】

相传,南北朝的梁昭明太子萧统当时隐居于天目山,分经编书,在抄写《金刚经》时,因用眼过度,以致双目失明。他除了用天目山池水洗双目之外,每日早上都要食用天目山青豆,经过一段时间食用后,双目逐渐复明。天目山青豆是大豆的一种,有清凉解毒、明目养神之功效。

【转基因大豆】

据了解,我国进口大豆以转基因大豆为主,其出油率比国产大豆高5%左右。1996年春,美国伊利诺伊西部许多农场主种植了一种大豆新品种,这种大豆是移植了矮牵牛的一种基因。这个新大豆品种可以抵抗杀草剂——草甘膦(毒滴混剂)。草甘膦会把普通大豆植株与杂草一起杀死。

转基因技术是将人工分离和修饰过的基因导入到生物体基因组中,由于导入基因的表达,引起生物体的性状的可遗传地修饰。遗传工程有希望使粮食更有利于人健康、更可预测收获、少用合成杀虫剂和提高用水的效率。遗传工程取得的成果称为“转基因”产品,转基因技术终于走出实验室和试验田,进入像玉米、大豆和棉花作物的日常耕作。

现在,有一些人认为转基因技术或许对人类健康有害,这是由于人类对基因的活动方式了解还不够透彻,人类还不能把握控制基因调整后的结果,担心转基因动植物突然的改变会导致有毒物体的产生,或激发过敏现象,也许使DNA会取自一些携带病毒和细菌的动植物,这可能引发许多不知名的疾病。

据美国有关从事转基因食品与人体健康研究的人士发现,喝豆奶长大的婴幼儿,成年后引发甲状腺和生殖系统疾病的风险系数增大。这由于婴儿对大豆中的植物雌激素的反应与成人完全不同有关,所以不宜让婴儿多喝豆奶。

我国为了确保消费者的食物安全和身体健康,所有转基因食品都必须经过一系列的检测管理程序,检测程序的目的是在食品上市前就发现问题,并要求生产厂商在食品上标明“转基因”字样,以明示消费者。

【烹饪简介】

用大豆烹饪制作的食品种类繁多,可炒、酱、煮、荤烧皆宜,亦可用来制作主食、糕点、小吃等,也可作为加工各种豆制品的原料,如豆芽、豆豉、豆浆、豆腐、百叶、腐竹、豆腐干、豆腐皮等。

上海、江浙地区的人喜欢吃嫩大豆,他们俗称"毛豆",当豆荚青绿,粒粒饱满时摘下上市,剥去豆荚用嫩毛豆粒炒菜、烩菜,味鲜酥软可口。"毛豆炒雪菜"是当地传统的家常菜,味道鲜美;"毛豆烤芋艿"是过中秋佳节必备的菜肴,酥糯可口,是下酒的佐餐。毛豆可以与任何一种荤、素菜一起烹制,不论是肉丁、火腿丁、鸡肉丁,还是笋丁、豆腐干等都能够烧出鲜美的佳肴,其中要数是"毛豆酱爆肉丁"最美,浓油赤酱,豆美肉香,营养丰富。

用大豆与肉类熬汤喝,烹制简单,人体也容易消化吸收,如"排骨黄豆汤",汤鲜味美,最适合老年人喝;"黄豆咸肉汤"鲜美无比,是佐餐的佳肴。大豆还可制成"油酥黄豆""素肉松""笋脯黄豆""五香黄豆""怪味黄豆"等清香味美,都是极美的小食品。

大豆有一股豆腥气,会影响口味。如在烹制大豆时,用淡盐水洗一下,这股豆腥气会去除不少;也可如在烹饪大豆时,放上一些生姜、香葱等,或滴上几滴黄酒,都可以达到同样的效果。用大豆熬汤时宜用小火慢慢煮烂,不宜用大火煮沸,以免大豆久煮不酥。

选购小窍门

选购大豆时,以颗粒饱满、鲜艳光泽、具有大豆品种固有的色泽者为佳,如黄豆为黄色,黑豆为黑色等,若色泽暗淡,无光泽为劣质大豆。用牙轻咬豆粒,发音清脆成碎粒说明大豆干燥,若发音不脆则说明大豆潮湿。优质大豆具有正常的香气和口味,并无霉变、无虫害、无破瓣。若颗粒瘦瘪,不完整,大小不一,有破瓣,有虫蛀,有霉味的为劣质大豆,不宜选购。

【营养价值】

营养专家称大豆为"植物肉""绿色乳牛",大豆是豆类食物中营养价值最高的一种。据测定,干大豆的蛋白质含量高达40%,最优质的大豆可以高达50%左右,相当于瘦猪肉的2倍多,鸡蛋的3倍,牛奶12倍。大豆蛋白质中氨基酸的组成比较接近人体需要的氨基酸,属于完全蛋白,其中赖氨酸含量较多。我国人民一般以摄取谷类为主,缺乏赖氨酸,如在食用谷类食物的同时食用大豆,可起到蛋白质的互补作用。

大豆内所占的维生素 A、维生素 B、维生素 B_3 等,也接近或超过大米、面粉等主粮。大豆还含有人体必需的钙、磷、铁等矿物质,其含量远远超过作为主食的大米、小麦粉、玉米等。就以其所含的铁质来说,每百克大豆内含铁 11 毫克,一个成人每日需要铁质约 10 毫克,所以对缺铁性贫血患者来说,每日在膳食内适当加些大豆,是对身体康复非常有益。

每百克大豆含钙量达 367 毫克,磷的含量高达 571 毫克,这两种矿物质是骨骼的主要成分,也是健全骨骼、健美体型和坚固牙齿的物质基础,婴幼儿、青少年生长发育时十分需要的,也是中老年人营养保健的重要元素。如果婴幼儿、青少年在成长过程中得不到足够的钙质,四肢就长得比较短,腿形弯曲且不易纠正,严重缺钙时会变成"罗圈腿"。中老年人长期缺钙,到了老年就易导致腰背弯曲并且易患骨质疏松等症。

由此可见,钙、磷的矿物质对维护人体正常的生理功能十分重要。要有健美的体型,健康的身体,必须从小到老都注意补充钙质、磷质,而大豆这些矿物质中最易被人体吸收和利用。

【文献记载】

我国历代医学家把大豆视为治病的良药,并根据临床实践对其药用价值进行了研究与论述,现选录如下。

元代医学家吴瑞在其所撰《日用本草》中曰,大豆"宽中下气,利大肠,消水胀,治肿毒"。

明代医学家倪朱谟在《本草汇言》中认为,大豆"煮汁饮,能润脾燥,故消积痢"。

清代著名医家张璐在其编撰的《本经逢原》中谓:"误食毒物,黄大豆生捣研水灌吐;诸菌毒不得吐者,浓煎汁饮之。又试内痈及臭毒腹痛,并与生黄豆嚼,甜而不恶心者,为上部有痈脓及臭毒发瘀之真候。"

【适宜应用】

中医学认为,大豆味甘、性平,入脾、大肠经,具有益气养血、健脾宽中、健身宁心、下利大肠、清热解毒、润燥利水的功效,适应食积泻痢、腹胀纳呆、腹胀羸瘦、妊娠中毒、疮痈肿毒、脾虚水肿、外伤出血等。经常适量食用,常食大豆可令人长肌肤，益颜色，填骨髓，增力气，补虚开胃，是身体虚弱者、脑力工作者的补益食品。

现代医学研究发现，大豆可防治糖尿病、便秘、高脂血症、冠心病、高血压、妇女更年期综合征等病症。

温馨提醒

大豆的营养与保健价值虽都很高，但是在食用时仍需要注意以下禁忌事项。

大豆一定要煮熟煮透后食用。因为生大豆中含有两种因子一种叫做抗胰蛋白酶，它能抑制胃肠内胰蛋白酶对食物的消化作用，使大豆中的蛋白质难以分解为人体可吸收利用的氨基酸，降低大豆中蛋白质的吸收利用率；另一种叫做血细胞凝集素，可使血液异常凝固，严重者可引起血管的阻塞。大豆经加热煮熟后，这两种因子即被破坏，使大豆纤维组织解体，消化吸收率随之提高，所以，大豆及其制品须经充分加热煮熟后才能食用。

食用大豆一定要适量。因为大豆中的糖类在体内较难消化吸收，其中有些在大肠内成为细菌的营养来源。细菌在肠道内生长繁殖中能产生过多的气体而引起肠胀气，所以，凡消化功能不良、有慢性胃肠道疾病或大便严重秘结的患者，应尽量少食大豆，正常人亦不能食用过多。黄豆与猪血相克，不宜同时食用，避免会引起消化不良。

痛风和血尿酸浓度增高的患者应禁食大豆。因为大豆含有大量的嘌呤碱，嘌呤碱能加重肝、肾的代谢负担，因此当肝、肾器官有疾患时，宜少食或不食大豆为好。同时，因嘌呤代谢失常的痛风和血尿酸浓度增高的患者，应禁食大豆及其制品，以免加重疾病。

大豆的食疗功效

近几十年来，有关专家运用现代科学技术对大豆进行了各方面的研究，对其药理研究结果概述如下。

大豆是学生、脑力工作者的补脑佳品

现代药理研究发现,大豆中所含的卵磷脂是大脑细胞组成的重要成分,对增进和改善大脑机能有重要的效能。常吃大豆能及时补充大脑的营养物质,对营养脑神经组织、增强记忆力有很好的保健作用。因此,大豆是青少年、脑力工作者及正在应付考试学生的补脑佳品。

大豆是防治糖尿病的良药

现代药理研究发现,大豆中含有一种叫蛋白酶抑制剂的物质,它能抑制胃肠内胰蛋白酶对食物的消化作用,减少人体对糖吸收,对糖尿病有一定的治疗效果。据有关实践证明,经常吃大豆及其制品,可预防糖尿病。

大豆是降血脂、防止血管硬化的"灵丹"

现代药理研究发现,大豆所含的脂肪量高达 18.4%,这些脂肪为不饱和脂肪酸,能起到减少人体动脉壁上胆固醇的沉积作用,有明显的降血脂作用。因而,大豆被营养专家推荐为防治冠心病、高血压、动脉粥样硬化等疾病的理想保健食品。

据有关研究证明,豆油在我国食用油类中抗动脉粥样硬化的效果最佳,它能明显抑制心肌、肝和主动脉中脂类的沉积,大豆中所含的磷脂、皂苷等物质,可除掉附在血管壁上的胆固醇,从而维持血管壁的柔软性,并可防止肝脏内积存过多的脂肪,从而有效地防治因肥胖而引起的脂肪肝。

大豆有通便、预防肠癌的功用

现代药理研究发现,大豆皮中含丰富的纤维素,既可通便,治疗习惯性便秘,又能预防结肠癌的发生。这是由于食物纤维不会被人体消化、吸收,直接进入大肠,将食物残渣中能诱发直肠癌的有毒物质稀释,并能刺激结肠的蠕动,促进大便通畅,减少了粪便中促癌致癌物质与肠黏膜接触的时间,起到了预防肠道肿瘤的作用。因而,便秘和中老年人经常食用大豆即可保持大便畅通,又能起到预防肠癌的作用。

大豆有减轻更年期症状、抗衰美容的疗效

现代药理研究发现,大豆中所含的异黄酮是一种结构与雌激素相似,具有雌激素活性的植物性雌激素,能促进女性荷尔蒙的分泌,从而明显减轻发热、

盗汗等更年期综合征症状,并能延缓女性细胞衰老,保持青春活力,使皮肤保持弹性,具有抗衰、养颜、美容的疗效。

大豆有预防骨质疏松、乳房癌、子宫癌的作用

据有关研究证明,大豆可以增加骨质密度预防骨质疏松症,对饮食中富含大豆异黄酮的日本更年期妇女进行调查结果表明,她们比饮食中大豆异黄酮含量低的妇女含有更高的骨质密度。

研究者认为,吃富含异黄酮的大豆蛋白质的更年期妇女与饮食中缺乏大豆异黄酮的更年期妇女相比其更容易提高骨骼中的矿物质密度,从而起到预防骨质疏松症的作用。

另据有关研究证明,常食大豆中的植物雌激素能促进人体荷尔蒙的分泌,增强机体免疫功能,对与荷尔蒙分泌有关的癌症,如乳癌、子宫癌、前列腺癌均有良好的预防作用。

大豆营养保健养生美食

五目豆

原料:黄豆100克,水发香菇50克,冬笋50克,鲜藕50克,胡萝卜50克。

调料:酱油30克,砂糖30克,精盐、味精各少许。

制法:(1)将黄豆挑选后洗净,用冷水浸泡约4小时;把香菇、冬笋、藕、胡萝卜洗净切丁,备用。

(2)把黄豆放入锅内煮至五成熟,放入香菇、冬笋、藕、胡萝卜丁及酱油、味精、砂糖、精盐拌匀煮熟后,待凉盛盘,即可食用。

特点:甜咸清口、日本风味。

功效:补虚健脾、开胃益气、降脂抗癌。

适应证:脾胃少食,高脂血症,冠心病,高血压,用脑过度,便秘,骨质疏松,更年期综合征,预防乳房癌、子宫癌等。

素肉松

原料:黄豆400克,生姜末15克。

调料:豆油250克,白糖30克,精盐、味精各适量。

制法：(1) 将黄豆洗净,浸泡 1 天,沥干水分,用粉碎机打成厚豆浆,备用。

（2) 把锅烧热后,倒入少许豆油,待油温五成热时,倒入厚豆浆炒至干酥盛出,待冷却后,再用粉碎机打成细末,备用。

（3) 把锅烧热后,倒入剩余豆油,待油温五成热时,倒入黄豆末用文火炸至松酥,捞出沥油,放入大盆内,加入精盐、白糖、味精、生姜末拌匀调好口味,即可。

特点：形似肉松、香美松酥。

服用：每日 2 次,每次 25 克,当菜食用。

功效：健脾宽中、养血益气、补脑宁心。

适应证：身体虚弱、用脑过度、便秘、骨质疏松、更年期综合征等。

笋脯黄豆

原料：黄豆 500 克,笋脯 100 克。

调料：酱油 25 克,茴香 5 克,精盐 5 克,食糖 35 克。

制法：(1) 将黄豆洗净,用水浸泡 12 小时;笋脯洗净,切成小丁,备用。

（2) 把黄豆、笋脯丁、茴香放入锅内,加适量清水煮酥,加入酱油、精盐、食糖炒匀,再用文火焖至汁水收干,取出摊于竹筛上,晾干或烘干,储瓶备用,随吃随拿,十分方便。

特点：味美香浓、风味小吃。

服用：每日 2 次,每次 25 克,当零食吃。

功效：清热解毒、补脑健脾、宽中通便。

适应证：腹胀纳呆,冠心病,高血压,高脂血症,用脑过度,便秘,骨质疏松,妇女更年期综合征,预防乳房癌、子宫癌等。

毛豆炒肉丁

原料：毛豆 200 克,猪腿肉 100 克,大蒜 15 克,香葱 10 克,生姜 10 克。

调料：豆油 30 克,精盐、味精各适量,生粉、香油少许。

制法：(1) 将毛豆剥去豆荚洗净,沥干水分;猪肉洗净,切成小丁,加少许生粉拌匀;大蒜、生姜去皮洗净,切成小丁;香葱洗净,切成细末,备用。

（2) 把锅烧热后,倒入豆油,待油温六成热时,放入香葱末、蒜丁、姜丁炝锅,放入毛豆煸炒至出香味,倒入猪肉丁炒至上色,加入精盐、味精调好口味,用文火炒至汤汁收干,淋上香油,即可。

特点:豆香肉嫩、营养丰富。

服用:可供 3～5 人食用。

功效:补虚开胃、健脾宽中、养血益气。

适应证:用脑过度,身体虚弱,倦怠少食,糖尿病,冠心病,便秘,骨质疏松,更
　　　　年期综合征,预防乳房癌、子宫癌等。

黄豆小排汤

原料:黄豆 150 克,猪小排 350 克,生姜 15 克,香葱 15 克。

调料:精盐、味精各适量。

制法:(1) 将黄豆洗净,浸泡 12 小时,用清水煮至熟酥;猪小排洗净,剁成小
　　　　块;生姜洗净,切成小块;香葱洗净,切成细末;备用。

　　　(2) 将黄豆、猪小排、生姜块、适量清水一起放入焖锅,用大火煮沸后,改
　　　　用小火煮至熟软汤浓后,加入精盐、味精调好口味,微沸,撒上香葱
　　　　末,即可食用。

特点:豆香汤浓、味道鲜美。

服用:每 2 日 1 剂,分数次服食,喝汤食肉。

功效:补虚损、壮筋骨、抗衰老。

适应证:骨质疏松、关节骨痛、体虚乏力、腰膝酸痛等。

东坡养生粥

原料:黄豆、花生米、栗子肉各 20 克,糯米 50 克。

调料:砂糖适量。

制法:将黄豆洗净,用温水浸泡 1 天,花生米、栗子肉、糯米洗净,与黄豆一起放
　　　入锅内,倒入适量清水,用文火熬成稀粥,加入砂糖拌匀,即可。

特点:酥糯甜美、滋补佳品。

服用:每日 1 剂,分 2 次空腹温食,连服 3～5 天。

功效:补脾胃、益气血、抗衰老。

适应证:脾胃虚弱、食少神疲、气血两虚、未老先衰、健身抗衰等。

备注:此粥传自宋代大文学家苏东坡。其制作简单,营养丰富,美味可口。

大豆康复食疗妙方

方一

适应证：感冒。

妙方：香菜 30 克，黄豆 10 克。

用法：将香菜、黄豆洗净，放入锅内，倒入 2 碗清水，用文火煎至 1 碗，即可服用。

服用：每日 1 剂，2 次水煎服。

功效：解表发汗。

方二

适应证：睑腺炎。

妙方：黄豆叶、桑枝各 30 克，甘草 10 克。

用法：将黄豆叶、桑枝洗净，与甘草一起放入锅内，倒入 2 碗清水，用文火煎至 1 碗，即可服用。

服用：每日 1 剂，2 次水煎服。

功效：清热解毒、消肿止痛。

方三

适应证：糖尿病。

妙方：黄豆 200 克，香醋 220 克。

用法：将黄豆洗净、晾干，放入瓶内，倒入香醋密封浸泡 10 天，即可。

服用：每日 6 次，每次食黄豆 3 粒。常食有效。

功效：除湿润燥、生津止渴。

方四

适应证：酒糟鼻。

妙方：黄豆 10 克，生大黄 30 克，白酒适量。

制法：将黄豆、生大黄焙干后，研为细末，备用。

用法：每日 1～2 次，先将患处洗净，再用白酒调药末成糊状，敷于患处，盖上纱布,外用胶布固定,连用数天。

功效:清热杀虫、润肤生肌。

方五

适应证:体虚自汗、盗汗。

妙方:黄豆 100 克,浮小麦 50 克,百合 25 克,莲子 25 克,酸枣仁 15 克,大枣 16 枚。

用法:将上物洗净,一起放入锅内,倒入 3 碗清水,用文火煎至 1 碗,即可服用。

服用:每日 1 剂,2 次水煎服,最后吃豆枣。

功效:健脾补虚、固摄止汗。

典型病例

　　翁某,男,46 岁。盗汗已数月,入夜难眠,眠则汗出如洗,衣被皆湿。近两年来,经常头昏、头痛,白昼为甚,睡则多梦,唯借安眠药入睡,而汗则无法能止。经老中医介绍服用本方 7 剂后,睡眠安稳了,盗汗也好多了。再继续服用本方 15 剂,盗汗即止,疗效很好。

方六

适应证:妇女更年期综合征、心悸不安、烦躁失眠、体虚腰痛等。

妙方:黄豆 30 克,枸杞子 25 克,山药 20 克,百合 10 克,桂圆肉 15 克,红枣 15 枚。

用法:将上物洗净,一起放入锅内,倒入适量清水,用文火煎至熟软,即可服用。

服用:每日 1 剂,分 2～3 次服食。

功效:滋阴益肾、养心安神。

黑大豆 ——补肾益阴、补血安神

话 说 黑 大 豆

　　黑大豆又称乌豆、黑豆,是大豆中的一个重要品种,一年生直立草本植物,为豆科植物黑大豆的种子,产于我国东北、河北、江浙一带。黑大豆花果期为8～10月,荚果生种子2～5颗,种子的种皮为黑色,卵形至近球形。

【典故传说】

　　相传,我国著名中医外科学家赵炳南亲眼看到一位年逾古稀的陈老先生因长年食用黑大豆而使其"须发乌黑,腿脚灵便,声若洪钟,精神矍铄"。这位老先生是说评书的,每讲个把钟头,就要从口袋里掏出点东西放入嘴里,细细咀嚼,再徐徐咽下,长年如此,但他不肯轻易告诉别人吃的是什么。赵炳南医师巧妙地揭开了他那保健强身的秘密,原来是嚼服黑大豆。由此可见,黑豆大确有抗衰老的功效。

【烹饪简介】

　　如今,随着人们日趋注意营养和保健的需要,黑色食品正悄然走俏,以黑大豆为主要原料的黑色系列食品,备受人们的青睐。以黑大豆为原料,依照现代营养学理论,参考古代验方,制成的"东方黑大豆",成为一种新型营养食品。用黑大豆制成的"黑豆浆""黑豆腐"等豆制品,白中带黑,营养丰富,给人们带来一种饮食美的享受。此外以黑大豆为原料制成的素肉馅、素肉松等产品,投放市场后畅销不衰。

　　黑大豆与大米煮粥,有健脾补肾的功效,是健身益寿的膳粥;黑大豆与莲心、红枣、龙眼肉等煮成羹食用,是民间传统的滋补佳品;黑大豆也可煮熟捣烂成泥,加入红枣、白糖、桂花等制作各种糕点和小吃,甜美可口。用黑大豆与鸽子,或老母鸡炖汤喝,汤汁浓郁,味道鲜美,是中老年人的冬令进补营养佳品。

选购小窍门

选购黑大豆时,以色泽乌黑有光泽,颗粒饱满,无霉变、无虫害、无破瓣为佳品。若颗粒瘦瘦,不完整,大小不一,有破瓣,有虫蛀,有霉味的为劣质黑大豆,不宜选购。

【营养价值】

黑大豆营养丰富,具有高蛋白、低热量的特性。据测定,黑大豆与大豆的营养成分基本相同,但蛋白质的含量比黄豆高为 49.8%,相当于肉类的 2 倍、鸡蛋的 3 倍、牛奶的 12 倍;黑豆含有 18 种氨基酸,其中有 8 种是人体必需的氨基酸;再如维生素 B_3、维生素 B_5、维生素 B_1、维生素 B_2、维生素 B_6 及微量元素锌、铜、钴、镁、钼、硒、铁含量也很高,这些微量元素对延缓人体衰老、降低血液黏稠度等有很好的生理价值。

黑大豆还富含有 19 种油酸,其不饱和脂肪酸含量高达 80%,除能满足人体对脂肪的需要外,还有降低血中胆固醇的作用。黑大豆基本不含胆固醇,只含有植物固醇,其不被机体所吸收,却有抑制人体吸收胆固醇、降低胆固醇在血液中含量的功用。因而,中老年常食黑大豆,可预防血管硬化,尤其适合高血压、冠心病等患者。

黑大豆的黑色种皮,富含有花青素,花青素是很好的抗氧化剂来源,能清除体内自由基,尤其是在胃的酸性环境下,抗氧化效果好,具有滋润皮肤、延缓衰老、养颜美容的作用。

【文献记载】

我国历代医学家把黑大豆视为治病的良药,并根据临床实践对其药用价值进行了研究与论述,现选录如下。

唐代医家陈藏器在其所撰的《本草拾遗》中云,黑大豆“温补,好颜色,变白不老”。

唐代医学家孟诜在其所撰的《食疗本草》中道:“每食后吞(黑大豆)三十粒,令人长生……又益阳道。”

明代医学家汪颖在所撰的《食物本草》中曰:“陶华以黑豆入盐煮,常时食之,云能补肾。"

明代医学家倪朱谟在所编撰的《本草汇言》谓:"黑大豆,解百毒,下热气之药也。缪氏曰,善解五金、八石、百草诸毒及虫毒,宜水浸,生捣作膏,白汤调服一合。"又曰"煮汁饮,能润肾燥,故止盗汗。"

明代著名的医药学家李时珍在所撰的《本草纲目》载:"黑豆入肾功多,故能治水,消胀、下气,制风热而活血解毒,所谓同气相求也。"又载:"治肾病,利水下气,制诸风热,活血。"其据《养老奉亲书》谓:"每晨水吞黑豆二十七粒,谓五脏谷。到老不衰。夫豆有五色,各治五脏,唯黑豆属水性寒,为肾之谷,入肾功多。"又引《延年秘录》道:"服食黑大豆,令人长肌肤,益颜色,填精髓,加气力,补虚能食。"

清代医学家赵学敏在所撰的《本草纲目拾遗》中言,黑大豆:"服之能益精补髓,壮力润肌,发白后黑,久则转老为少,终其身无病。"

【适宜应用】

中医学认为,黑大豆性平、味甘;归脾、肾经,具有补肾益阴、润肺健脾、除湿解毒、利水下气、活血明目、补血安神之功效,适应血虚目暗,耳聋耳鸣,体虚盗汗,水肿胀满,风毒脚气,黄疸浮肿,风痹痉挛,腰膝酸软,痈肿疮毒,气虚自汗、小儿盗汗,小儿夜间遗尿,白带过多,妊娠腰痛,产后中风,药物、食物中毒等病症。

黑大豆叶可治血淋,种子黑皮有养血疏风的功用。

明代医药家张介宾在《景岳全书》中记载的"泡制黑豆"方,具有补肾填精、强筋壮骨、乌发黑发、养颜美容、延年益寿之功用。

现代医学研究发现,黑大豆可防治高脂血症、肥胖症、高血压、冠心病、动脉硬化、糖尿病等病症。

温馨提醒

因黑大豆质地较硬,不易消化,凡中满者或消化功能差的人应少食或不食。黑大豆炒熟后,热性大,多食者易上火,故也不宜多食。

《本草经集注》载:"黑豆恶五参、龙胆。"黑大豆也忌与厚朴、四环素、土霉素同食。

黑大豆的食疗功效

近几十年来,有关专家运用现代科学技术对黑大豆进行了各方面的研究,对其药理研究结果概述如下。

黑大豆具有养颜美容的功效

据现代药理研究发现,黑大豆含有丰富的维生素 E,其维生素 E 的含量比肉类高 5～7 倍。维生素 E 又叫"青春素",是体内重要的抗氧化剂,它在机体整个生命代谢中可防止脂肪氧化,能清除体内自由基,减少面部色斑与肌肤皱纹,具有强大的抗衰老性能,具有养颜美容的功效。

我国历代医学家虽不知道黑大豆中含有丰富的维生素 E,却从实践中得知它是一种美容食品。许多本草药典上均载有黑大豆、驻颜、乌发、明目、美容的功用,尤其对年轻女性来说,常食黑大豆,能养颜美容,使肌肤细腻白嫩,永葆青春健美。

黑大豆是降脂减肥的佳品

据现代药理研究发现,黑大豆中所含的皂苷,有抑制脂肪吸收及促进其分解的作用,又能降低胆固醇在血液中含量,对预防肥胖症、高脂血症、动脉粥样硬化有很好的作用。因而,黑大豆是高血压、冠心病、血管硬化、糖尿病等患者的食用佳品。

黑大豆有预防便秘、痤疮的良好功用

黑大豆中粗纤维含量高达 4%,纤维素能促使胃肠蠕动,加快食物和食糜迅速通过小肠,保持大便通畅,防止便秘发生,起到清洁大肠的作用。

据有关皮肤科专家认为,有些面部痤疮与消化道疾病有关。我们经常看到一些患有习惯性便秘的青年,面部长满了青春痘。这是什么原因呢? 这是由于机体不能及时地将体内的废物排出,而这些废物产生的毒素,再次从肠道内被吸收到肌肤所引起的毒性反应。

黑大豆中粗纤维素可刺激消化液,有助于其他食物营养的消化吸收,并能促进胃肠蠕动,使肠内的废物及时排向下方,保证了大便通畅,从而缩短了有

害毒素在肠内停留的时间。因此,常食富含纤维素的黑大豆,是防止便秘、消除痤疮的良好方法。

黑大豆营养保健养生美食

黑大豆腐皮汤

原料:黑大豆 30 克,豆腐皮 50 克。

调料:香油 5 克,精盐、味精各适量。

制法:(1)将黑大豆洗净,浸泡半日;豆腐皮用开水泡软,切成块状;备用。

　　　(2)把黑大豆放入锅内,倒入适量清水,先用大火煮沸后,再改用小火煮至酥软,加入豆腐皮、精盐、味精调好口味,淋上香油,即可服用。

特点:清香鲜美、酥软可口。

服用:每日 1 剂,2 次水煎,当点心服,连服 3～5 天。

功效:滋阴补虚、固摄止汗。

适应证:自汗过多、阴虚盗汗等。

黑大豆莲子枣汤

原料:黑大豆、浮小麦各 30 克,莲子、黑枣各 7 枚。

调料:冰糖适量。

制法:先将黑大豆、浮小麦加水煮至熟烂,过滤除渣取汁,用煮汁再煮莲子、黑枣至熟酥,加入冰糖煮片刻,即可。

服用:每日 1 剂,临睡前食服。

功效:养心益肾、健脑安神。

适应证:心烦失眠、神疲乏力、健忘、盗汗、神经衰弱等。

茄汁黑大豆肉丸

原料:黑大豆 300 克,牛肉块 600 克,番茄沙司 300 克,菠菜 150 克(切碎),洋葱 100 克(切丁),欧芹 100 克(切碎),鸡蛋 2 个,碎干酪 150 克,熏腿肉 6 片。

调料:面包粉 100 克,精盐、胡椒各适量,肉豆蔻少许。

制法:(1)将黑大豆洗净,用水浸泡 3 小时,用水煮至熟酥,沥干,拌入适量的番茄沙司置于一边,备用。

(2) 将烤箱温度预热至 180℃。

(3) 将牛肉块、菠菜、洋葱、欧芹拌匀混合,用粉碎机加工成肉糜,制成直径为 2.5 厘米的肉丸,置于预热的烤箱中,烘烤 30 分钟。

(4) 在烤盘上铺上一层黑大豆,在黑大豆上放入熏肉片和肉丸,再撒上碎干酪,置于烤箱中烘烤 35 分钟,即可。

特点:肉嫩鲜香、异国风味。

功效:补肾健脾、强筋壮骨、补血安神。

适应证:肾精不足、腰膝酸软、骨质疏松、风痹痉挛、体虚盗汗、体虚乏力、病后体弱、年老多病、妊娠腰痛等。

黑大豆焖猪蹄

原料:黑大豆 300 克,猪蹄(650 克)1 个,猪耳 100 克,猪尾 100 克,番茄 150 克,洋葱 75 克,大米 200 克。

调料:食油 30 克,蒜炼油 50 克,精盐、胡椒粉各适量。

制法:(1) 将黑大豆洗净,用水浸泡 3 小时;把猪蹄洗净,竖劈两爿;猪耳、猪尾洗净,切成小块;番茄洗净,切成小块;洋葱洗净,切成细末;大米洗净、控干,备用。

(2) 把精盐、黑大豆、猪蹄、猪耳、猪尾块放在一起拌匀后,放入锅内,倒入适量清水,先用大火煮沸后,改用文火焖至熟透,加入精盐、胡椒粉、少许蒜炼油调好口味,备用。

(3) 把锅烧热后,倒入蒜炼油,待油温六成热时,放入洋葱末炒至黄色后,加入番茄块炒透后,盛入锅内,倒入清水煮沸,备用。

(4) 再把锅烧热后,倒入食油,待油温五成热时,放入大米炒至黄色后,放入盛有番茄的焖锅,加入少许精盐,用大火煮沸后,改用小火焖熟成饭。

(5) 食用时,盛上黑大豆猪蹄汤,配上番茄米饭,即可。

特点:清香味美、巴西风味。

服用:每周 1 剂,分数次服食,喝汤食肉。

功效:补虚益肾、强精壮骨、抗衰防病。

适应证:病后体弱、年老多病、肾精不足、肾气亏损、腰膝酸痛、体虚乏力、骨质疏松等。

黑大豆炖猪肉

原料：黑大豆 100 克,猪瘦肉 60 克,冬笋肉 30 克,火腿 25 克,生姜 15 克,香葱
　　　15 克。

调料：料酒 60 克,精盐、味精各适量。

制法：(1) 将黑大豆洗净,浸泡半日;猪瘦肉洗净,切成小块;冬笋肉洗净,切成
　　　　薄片;火腿洗净,切成薄片;生姜去皮、洗净、拍松;香葱洗净,打结;
　　　　备用。

　　　(2) 把黑大豆置于锅内,倒入适量清水,先用文火煮至酥软,再加入冬笋
　　　　肉片、火腿片、生姜、香葱结、料酒,改用小火煮 30 分钟,除去姜葱,
　　　　加入味精,调好口味,即可服食。

特点：清香鲜美、进补佳肴。

功效：滋阴补虚、益精添髓、补脑强心。

适应证：肺结核、慢性肝病、头晕耳鸣、目昏夜盲、身体虚弱、病后体弱、年老多
　　　　病、肾精不足、肾气亏损等病症。

黑大豆康复食疗妙方

方一

适应证：偏头痛。

妙方：黑大豆 15 克,生姜 3 片,荆芥 12 克。

用法：将上物放入锅内,倒入 3 碗清水,煎至 1 碗,即可服用。

服用：每日 1 剂,2 次水煎服。

功效：养血活络、通窍止痛。

方二

适应证：头晕目眩、心悸失眠、体虚盗汗、烦躁不宁等症。

妙方：黑大豆、浮小麦各 30 克。

用法：将黑大豆、浮小麦洗净,放入锅内,倒入适量清水,先用大火煮沸后,改
　　　用小火再煮 1 小时,过滤除渣取汁,即可。

服用：每日 1 剂,分数次饮用。

功效：养心益肝、宁神止晕。

方三

适应证：高脂血症。

妙方：黑大豆 30 克,玉米叶 50 克,葱须 10 克。

用法：将上物放入锅内,倒入 2 碗清水,煎至 1 碗,即可服用。

服用：每日 1 剂,2 次水煎服。

功效：健脾利水、降脂化瘀。

方四

适应证：肾虚腰痛。

妙方：黑大豆 30 克,炒杜仲 15 克,枸杞子 12 克。

用法：将上物放入锅内,倒入 2 碗清水,煎至 1 碗,即可服用。

服用：每日 1 剂,2 次水煎服。

功效：补虚壮骨、活血通经。

方五

适应证：荨麻疹。

妙方：黑大豆 100 克。

用法：将上物放入锅内,用清水煮至熟软,即可服用。

服用：每日 1 剂,分 2 次食用。

功效：滋阴益肾、除热止痒。

方六

适应证：痛经。

妙方：黑大豆 60 克,鸡蛋 2 个,米酒 100 克。

用法：先将前两物水煮至豆软蛋熟,倒入米酒再煮一下,即可。

服用：每日 1 剂,分 2 次服用,饮汤食豆蛋。

功效：补虚益肾、通经止痛。

芸豆 ——补元益肾、温中下气

话 说 芸 豆

芸豆又称菜豆,芸豆原产美洲的墨西哥和阿根廷,我国从 16 世纪末才开始引种,现在全国各地均有栽培。芸豆为豆属蝶形花科一年生草本植物。嫩荚呈深浅不一的绿、黄、紫红(或有斑纹)等颜色,成熟时黄白至黄褐色。荚果长 10～20 厘米,每荚生种子 4～8 粒,种子呈肾形,有白、红、黄、黑及斑纹等颜色。

【烹饪简介】

嫩荚芸豆,肥厚肉嫩,清香味美,凉拌、炒煮、荤素皆宜。如"凉拌芸豆荚",脆嫩爽口;"葱油芸豆荚",葱香嫩美;"酱爆芸豆荚",色泽浓郁,味道鲜美,是餐桌上的风味佳肴;"芸豆荚炒肉片",肉质脆嫩,营养丰富,是人们爱吃的家常菜。

干芸豆可分为大白芸豆,大黑花芸豆,黄芸豆,红芸豆等品种,前两种品好质优是进补佳品。用大白芸豆炖排骨,汤汁浓厚,鲜美可口,是养生保健的佳肴。用干芸豆与蹄髈、老母鸡、乌骨鸡煮汤喝,汤汁浓郁,味道鲜美,是病后体弱、年老体弱的康复滋补品。用芸豆与大米煮成稀粥,人体很容易吸收,有健脾开胃的功效,是的婴幼儿营养保健的膳粥。用干芸豆与红枣、莲心、百合、龙眼肉等煮成羹食用,甜美可口,是中老年人的益寿进补佳品。

【营养价值】

芸豆营养丰富,蛋白质、钙、铁、B 族维生素等含量都很高。据测定,每百克干芸豆所含蛋白质 23.1 克,脂肪 1.3 克,糖类 56.9 克,钙 76 毫克,还含丰富的 B 族维生素等营养成分。

芸豆的蛋白质含量高于鸡肉,钙含量是鸡的 7 倍多,铁为 4 倍,B 族维生素也高于鸡肉。钙元素是骨骼的主要成分,也是健全骨骼、健美体型和坚固牙齿的物质基础,能促进人体骨骼的生长发育,是青少年的营养食品。

新鲜的芸豆荚含有丰富的维生素 C,维生素 C 参与糖代谢和生物氧化还原过程,还参与体内胶原蛋白的合成,使细胞间联结正常,维持结缔组织和组织间质的完整性及血管特别是毛细血管的致密性,具有良好的生理作用。维生素 C 还能促进体内干扰素的形成。实验证明,干扰素对多种癌症、流行性感冒、病毒性肝炎等疾病有防御效能。

【适宜应用】

中医学认为,芸豆味甘、性平,入脾、胃经,具有补元益肾、温中下气、止呃逆、利肠胃、镇静等功效,适应虚寒呃逆、胃寒呕吐、喘息咳嗽、跌打损伤、腰痛、神经痛等症。

现代医学研究发现,芸豆可防治高脂血症、冠心病、动脉硬化、高血压、肾病、水肿等病症。最近还发现,芸豆所含有的尿素酶应用于治疗肝性脑病患者有很好疗效。

温馨提醒

烹制芸豆时一定要烧熟煮透,这是因为芸豆中含有皂素和毒蛋白两种有毒物质,这两种毒素必须在高温下才能被破坏,如加热不彻底就食,在食后 2～3 小时会出现呕吐、恶心、腹痛、头晕等中毒性反应。

由于芸豆中含有胰蛋白酶和淀粉酶的抑制物,这两种物质可以减缓各种消化酶对食物的快速消化作用,所以食之过多可引起胃腹胀满,故芸豆不宜多食,尤其消化功能不良,慢性消化道疾病患者更应少食为宜。

芸豆的食疗功效

近几十年来,国内外有关专家运用现代科学技术对芸豆进行了各方面的研究,对其药理研究结果概述如下。

芸豆是低钾血症和忌盐患者的食用佳品

芸豆是一种高钾低钠的食品，非常适合于低钾血症、忌盐、高血压、高脂血症、冠心病、肾病、水肿等患者食用。这样既能及时给人体补充营养物质，又可避免高钠食品对疾病的危害，是此类患者的食用佳品。

芸豆有润泽肌肤、头发的美容功用

芸豆的胚芽中含有丰富的核酸营养素，核酸是一种生命信息物质，核酸在蛋白质生物合成中起重要作用，能促进各类代谢物质的代谢方式和反应速度，人体的皮肤细胞每15日就得更新一次，核酸对皮肤的保养起重要作用，被誉为"延年益寿的葆春素"。

据关有调查研究认为，老年妇女每日服用核酸 800 毫克，维生素 C_2 克，1个月后，老年斑部分消失，脸上的皱纹明显变浅，原本干燥粗糙的皮肤变得光滑了。随着年龄的增长，人体合成核酸的能力降低，越来越依赖于从食物中摄取更多的核酸。

有关专家们还指出，在摄入核酸丰富的食品时，最好同时吃适量的富含维生素的青菜和水果，有利于核酸的吸收和保证营养均衡，这样可加速肌肤新陈代谢，缓解皮肤、头发的干燥，有延缓衰老，润泽肌肤、头发的美容功用。

芸豆具有提高免疫力、抗病毒、抗肿瘤的作用

据现代药理实验研究发现，芸豆还含有皂苷、尿毒酶和多种球蛋白等独特成分，具有多种生物活性，能提高人体自身的免疫能力，能增强机体抗病毒、抗真菌的能力，激活淋巴 T 细胞，促进脱氧核糖核酸的合成等功能，增强人体对肿瘤的免疫能力，抑制肿瘤的生长。因而，中老年人常吃芸豆，具有很好的养生保健、预防疾病、肿瘤的功效。

芸豆可治出血热、贫血、重症肝炎、风湿性关节炎等病症

据现代药理实验研究发现，芸豆所含有的植物血细胞凝集素，能加快机体血液凝固，可治疗流行性出血热、血小板减少性紫癜、重症肝炎、再生障碍性贫血、类风湿关节炎等病。

芸豆营养保健养生美食

酱烧芸豆

原料：鲜嫩芸豆荚 250 克，香葱 15 克，大蒜 10 克。

调料：豆油 20 克，豆瓣辣酱 20 克，精盐、味精各适量，红油少许。

制法：(1) 将芸豆荚掐去两头茎蒂，切成中段，洗净沥干；香葱洗净，切成细末；大蒜去皮、洗净，切成细末；备用。

　　　(2) 把锅烧热后，倒入豆油，烧至油温七成时，放入香葱末、大蒜末、豆瓣辣酱炒出香味，放入芸豆荚段煸炒几下，加盖烧至熟软，加入精盐、味精调好口味，淋上红油，即可。

特点：香辣利口、脆嫩鲜美。

功效：补元益肾、温中下气、补脾抗癌。

适应证：食欲不振、脾虚呃逆、高脂血症、冠心病、动脉硬化、风湿腰痛、水肿、肿瘤等。

芸豆平菇鲜辣汤

原料：芸豆 100 克，平菇 200 克，生姜 15 克，香葱 10 克。

调料：四川辣酱 15 克，精盐、味精各适量，香油、辣椒油各少许。

制法：(1) 将芸豆洗净，用清水泡软，用适量清水煮至熟软，备用。

　　　(2) 把平菇洗净，切成小块，放入煮熟的芸豆锅内，一起用大火煮沸片刻，加入辣酱、精盐、味精拌匀调好口味，然上香油、辣椒油，即可。

特点：香辣利口、味道鲜美。

功效：补虚强身、舒筋活络。

适应证：风湿腰痛、腰腿疼痛、手足麻木、筋络不舒、跌打损伤、类风湿关节炎等。

芸豆炖老母鸡

原料：芸豆 200 克，老母鸡 1 只(约 1 500 克)，水发木耳 150 克，冬笋肉 100 克，火腿 50 克，生姜、香葱各 15 克。

调料：料酒 60 克，精盐、味精各适量。

制法：(1) 将芸豆用清水浸泡至发软，洗净捞起沥干；老母鸡宰杀，去毛、肠杂、脚爪洗净,抹上少许精盐、料酒;木耳洗去泥沙,摘成小朵;冬笋肉洗净,切成薄片;火腿洗净,切成薄片;生姜去皮、洗净、拍松;香葱洗净,打结;备用。

(2) 把生姜、香葱结放入老母鸡肚内,置于砂锅内,放入芸豆、木耳、冬笋肉片、火腿片、料酒,倒入适量清水,先用大火煮沸后,再改用小火炖2～3小时,除去姜葱,加入精盐、味精,调好口味,即可。

特点:汤汁浓郁、清香鲜美。

服用:每周1剂,分数次食服,喝汤食豆肉,连服2～3剂。

功效:大补元气、益肾填精、保健养生。

适应证:贫血、慢性肝炎、年老多病、病后体虚、骨质疏松、风湿腰痛、血小板减少性紫癜等。

芸豆红枣补虚汤

原料:白芸豆50克,玉米50克,红枣18枚。

调料:红糖适量。

制法:(1) 将白芸豆洗净,浸泡半日;玉米、红枣洗净;备用。

(2) 把白芸豆、玉米、红枣一起放入锅内,倒入适量清水,浸泡15分钟。先用大火煮沸后,再加入红糖改用小火煮30分钟,即可服用。

特点:清香酥软、甜美可口。

服用:每日1剂,分2次当点心服,连服3～5天。

功效:补虚益肾、健脾利水。

适应证:高脂血症、冠心病、动脉硬化、高血压、重症肝炎、再生障碍性贫血、体虚水肿等。

白芸豆枸杞养生汤

原料:白芸豆60克,枸杞子18克,山楂糕30克。

调料:红糖适量,糖桂花少许。

制法:(1) 将白芸豆洗净,浸泡半日;枸杞子洗净;备用。

(2) 把白芸豆放入锅内,先用大火煮沸后,改用小火焖至酥软,放入枸杞子、山楂糕再煮片刻,加入红糖,调好口味,撒上糖桂花,即可食用。

特点:甜中带酸、清香可口。

服用:每日1剂,分2次温服。

功效：开胃健脾、补肾明目。

适应证：脾虚呃逆、食少久泄、未老先衰、年老多病、视敏度功能衰退症、眼生
　　　　翳膜、低钾血症、忌盐患者、重症肝炎、再生障碍性贫血等。

芸豆康复食疗妙方

方一

适应证：咳嗽痰多、喘息咳嗽。

妙方：芸豆 30 克，核桃 1 个，陈皮 9 克，生姜 3 片。

用法：将上物放入锅内，倒入 3 碗清水，用文火煎至 1 碗，即可服用。

服用：每日 1 剂，2 次水煎服，连服 3～5 天，最后食芸豆、核桃。

功效：补肾宣肺、止咳化痰。

方二

适应证：胃热呃逆。

妙方：芸豆 15 克（捣碎），枇杷叶 9 克（去毛）。

用法：将上物放入锅内，倒入 2 碗清水，用文火煎至 1 碗，即可服用。

服用：每日 1 剂，2 次水煎服，连服 3～5 天。

功效：清热、降逆、止呃。

方三

适应证：慢性肝炎。

妙方：白芸豆 30 克，草菇（切片）60 克。

用法：将上物放入锅内，倒入适量清水，用文火煮至熟软，即可服用。

服用：每日 1 剂，分 2 次食服，长期服用至病痊愈。

功效：养肝健脾、排毒消炎。

方四

适应证：肝硬化腹水。

妙方：白芸豆、赤豆、鲜枇杷各 30 克。

用法：先将枇杷用五碗清水煎至 3 碗，过滤除渣取汁，把药汁、白芸豆、赤豆倒

入锅内,用文火煮至熟软,即可服用。

服用:每日1剂,分2次食豆。

功效:健脾利水、柔肝化结。

方五

适应证:贫血、流行性出血热、血小板减少性紫癜、再生障碍性贫血等。

妙方:白芸豆50克,花生30克,赤豆20克,小米50克,红糖30克。

用法:将上物放入锅内,倒入适量清水,用文火煮熟成稀粥,即可服用。

服用:每日1剂,分2次食服。

功效:养血健脾、补虚止血。

方六

适应证:消化道肿瘤术后放疗、化疗。

妙方:白芸豆50克,大红枣18枚,首乌15克,党参18克。

用法:将上物放入锅内,倒入3碗清水,用文火煎至1碗,即可服用。

服用:每日1剂,2次水煎服,最后吃豆枣。

功效:健脾益胃、补气养血、排毒抗癌。

绿豆 —— 清热解毒、健胃消暑

话 说 绿 豆

绿豆又称交豆、青豆子等,为豆科植物绿豆的种子。绿豆为一年生直立或缠绕草本植物,花果期为6~8月,成熟时荚壳为黑色,种子绿色或暗绿色,短矩形。绿豆原产于我国及印度、缅甸一带,已有2 000年以上的栽培历史,现全国各地均有栽种,主要产区集中在黄河、淮河流域的平原地区,以山东、山西、河南等北方各省出产较多。

【烹饪简介】

绿豆素有"济世良谷"之美誉。明代医药学家李时珍称绿豆为"食中之物""菜中佳品",并列举其多种作用:"可作豆粥、豆饭、豆酒、炒食、麨食,磨而为面,澄滤取粉,可作饵顿糕,荡皮搓索,为食中要物。水浸湿生白芽,又为菜中佳品。"

绿豆是我国人民的传统豆类食品。我国不少地区百姓每逢农历腊月初五,都喜欢在这一天用绿豆、蚕豆、豇豆、黄豆、豌豆一起煮饭而食,称为"五豆饭"。据说此源于宋代大文豪家欧阳修喜欢吃"五豆饭",民间仿效,相沿成俗。

我国人民能烹制多种绿豆食品。炎热的夏日喝上一碗冰镇绿豆汤,其消暑、清热、止渴的效果大大胜于汽水、雪糕、冰淇淋。婴幼儿因天气炎热而生痱子,用绿豆和鲜荷叶煮汤,加入一些蜂蜜调味,小孩喜欢喝,疗效又好。绿豆、大米与小米掺和一起煮饭、粥,营养丰富,口味也不错。

绿豆制成细沙可做月饼、糕点的馅心。用绿豆磨成粉后制作糕点及小吃,是各地方的特色小吃,如宁波的传统名点"水绿豆糕"、四川特产"蒸绿豆糕",还有"京式绿豆糕""苏式绿豆糕"等,清香芳甜,酥糯味美,是清明节、端午节、夏令时节人们喜食的佳品。用绿豆制作的粉丝、粉皮等,有韧性、耐煮、润滑爽口,品质最好。

煮绿豆忌用铁锅,这是因为绿豆中含有鞣酸,鞣酸能和铁反应,生成黑色的鞣酸铁,所以用铁锅煮出来绿豆会变黑,影响色相。绿豆也不宜煮得过于熟烂,以免绿豆中的有机酸和维生素受到破坏,而降低其营养价值与清热解毒功效的药用价值。

选购小窍门

绿豆选购,绿豆有种皮光泽有明绿和暗绿两种,以种子皮色分主要有青绿、黄绿、墨绿三种,其中以色浓绿而富有光泽,粒大形圆、肥厚、整齐,质地坚硬,煮之易酥者为佳品。

【营养价值】

绿豆营养价值较高。据测定,每 100 克干绿豆中含蛋白质 22.1 克,脂肪 0.8 克,钙 49 毫克,磷 268 毫克,铁 3.2 毫克,胡萝卜素 1.8 毫克,维生素 B_1 0.52 毫克,维生素 B_2 0.12 毫克,维生素 B_3 1.8 毫克,糖类 59 克,粗纤维 4.2 克等营养成分。

绿豆所含的蛋白质比鸡肉还多,热量是鸡肉的 3 倍,钙质是鸡肉的 7 倍多,铁质是鸡肉的 4.5 倍,硫胺素是鸡肉的 17.5 倍,维生素 B_2、磷等也比鸡肉多。其所含蛋白质主要为球蛋白类,其组成中蛋氨酸、色氨酸、酪氨酸比较少,绿豆的磷脂成分中,有磷脂酰胆碱、磷脂酰乙醇胺、磷脂酰肌醇、磷脂酸甘油、磷脂酚丝氨酸、磷脂酸等,这些营养素对促进和维持人体的生长发育及各种生理机能都有十分重要的作用。

【文献记载】

我国历代医学家把绿豆视为治病的良药,并根据临床实践对其药用价值进行了研究与论述,现选录如下。

宋代医学家卢多逊等在其所撰的《开宝本草》中载:"绿豆,甘、寒、无毒。入心、胃经。主丹毒烦热、风疹、热气奔豚、生研绞汁服,亦煮食,消肿下气,压热解毒。"

明代著名医药学家李时珍在其所著的《本草纲目》谓,绿豆"补益元气,调和五脏,安精神,行十二经脉,去浮风,润皮肤,止消渴,利肿胀……且益气、厚肠胃,通经脉,无久服枯人之忌……外科治痈疽,有内托护心散,极言其效",并可"解金石、砒霜、草木一切诸毒"。

明代医学家缪希雍在其所撰的《本草经疏》曰:"绿豆,甘寒能除热下气解毒。阳明客热则发出风疹,以胃主肌肉,热极生风故也,解阳明之热,则风疹自除。胀满者,湿热侵于脾胃也……湿热客于肾经也,除湿则肿消,压热则气下,益脾胃而肾邪亦自平也。"

清代医学家黄宫绣在其所撰的《本草求真》云:"绿豆味甘性寒,据书备极称善,有言能厚肠胃、润皮肤、和五脏及资脾胃,按此虽用参、芪、归、术,不是过也。第书所言能厚、能润、能和、能资者,缘因毒邪内炽,凡脏腑经络皮肤脾胃,无一不受毒扰,服此性善解毒,故凡一切痈肿等症无不用此奏效。"

【适宜应用】

中医学认为,绿豆性凉,味甘,入心、胃经,具有清热解毒、健胃消暑、润喉止渴、明目降压、利水消肿等功效,适应暑日发热、暑热烦渴、湿热泄泻、水肿腹胀、食物中毒、里热腹泻、疮疡肿毒、痄腮、痘疮、丹毒、痈肿、各种水肿及金石砒霜草木中毒等症。

现代医学研究发现,绿豆可防治高脂血症、肥胖症、高血压、冠心病、食物中毒、糖尿病、动脉硬化、过敏性疾病、水肿、肿瘤等病症。

温馨提醒

绿豆因其性凉,凡进行温补的人不宜饮食绿豆,以免失去温补的功用。

绿豆性寒,素体虚寒者慢性肝炎、慢性胃肠炎、甲状腺功能低下者,不宜多食或久食;脾胃虚寒、泄泻者也不宜食用绿豆,以防泄泻。绿豆与狗肉、鲤鱼、榧子壳相克,不可同食,以免引起不良反应。

绿豆的食疗功效

近几十年来,有关专家运用现代科学技术对绿豆进行了各方面的研究,对其药理研究结果概述如下。

绿豆是防治中暑、各种暑病的佳品

我国历代医家认为,绿豆是预防中暑、各种暑病的佳品,其性凉,有清热消暑的功用,在赤日炎炎的夏天,在高温环境下作业的工人,汗流浃背,体液流失很大,尤其钾的流失量较多,体内的电解质容易失去平衡,人很容易中暑。此时喝一碗绿豆汤,既能及时补充水分与矿物质,对维持人体电解质平衡具有重要的生理意义,又能防治中暑、各种暑病,如暑日发热、暑热烦渴、暑热泄泻等由暑气引起的各种疾病。

绿豆是排内毒、解药毒的"灵丹"

我国历代医家认为,绿豆有解金石、砒霜、草木一切诸毒的功效,所以,经常在有毒环境下工作或接触有毒物质的人,要常食绿豆来排毒保健;经常患病长期服用各种中西药的患者,也要经常食用绿豆,及时排除积蓄在体内的药毒。如在日常生活中有人突发铅中毒、酒精中毒(醉酒)、误服药中毒、有机磷农药中毒等情况,都可以在未送到医院抢救之前,先灌下一碗绿豆汤进行紧急排毒、解毒处理,亦能有效地防止中毒症状进一步恶化。

现代药理研究发现,绿豆所含的蛋白质、鞣酸、黄酮类化合物能与砷、汞、铅、有机磷农药等有毒物质相结合形成沉淀物,使其减少或失去毒性,并不易被胃肠道吸收。绿豆中所含的生物活性物质不少具有抗氧化作用,也能通过其抗氧化作用减轻有毒物质对机体的伤害。

绿豆有降血脂、预防心血管疾病的疗效

现代药理研究发现,绿豆所含有的球蛋白成分,能促进人体内胆固醇在肝分解成胆酸,加速胆汁中胆盐分泌和降低小肠对胆固醇的吸收;其所含有的多糖成分能增强血清脂蛋白酶的活性,使脂蛋白中三酰甘油水解达到降低血脂的疗效,这对防止动脉血管硬化,预防心血管疾病的发生均有重要的意义。

绿豆有增强食欲、保护肝、肾的作用

现代药理研究发现,绿豆所含有丰富的蛋白质、磷脂对人体许多重要脏器提供所必需的营养素,并有兴奋神经,增强食欲的作用。

现代药理研究也发现,绿豆所含有的胰蛋白酶抑制剂,对人体肝有保护作用,能减少蛋白分解,减少氮质血症,从而也起到保护肾脏的作用。

绿豆有提高免疫力、抗菌、抗过敏的功用

据有关对小鼠的实验证明,绿豆所含的生物活性物质如皂苷、生物碱、香豆素、植物甾醇等能增强机体免疫力 ,提高吞噬细胞的数量或吞噬功能。

现代药理研究发现,绿豆中的某些成分直接有抑菌作用,绿豆衣提取液对葡萄球菌有抑制作用。这是由于绿豆所含的单宁能凝固微生物原生质 ,能产生抗菌活性,能抗感染,其所含有黄酮类化合物、植物甾醇等生物活性物质也有一定的抑菌、抗病毒作用。

据临床实验报道,绿豆的有效成分能降低机体对组胺的反应,有抗过敏作用,对治疗荨麻疹等变态反应性疾病有较好的疗效。

绿豆有预防肺癌、肝癌、白血病的作用

据有关有实验发现,绿豆的提取液对吗啡＋亚硝酸钠诱发小鼠肺癌与肝癌有一定的预防作用。

另据有关实验也证实,从绿豆中提取的苯丙氨酸氨解酶对小鼠白血病L1210 细胞和人白血病 K562 细胞有良好的抑制作用,并随着苯丙氨酸氨解酶剂量增加和作用时间延长,其抑制白血病癌细胞的效果明显增加,对防治白血病具有重要意义。

绿豆营养保健养生美食

绿豆粥

原料:绿豆 50 克,大米 50 克。

制法:将绿豆洗净,浸泡半天,大米淘洗干净,一起放入锅内,倒入适量清水,
　　　用文火熬至豆酥粥成,即可。

特点:豆香爽口、消暑佳品。

服用:每日 1 剂,分 2 次空腹温服。

功效:清热解毒、防暑止渴。

适应证：高血压、糖尿病、冠心病、高脂血症、动脉硬化、暑热烦渴、疮疡肿毒、
　　　　食物中毒、高热口渴、农药中毒、老年浮肿等。

备注：凡腹泻、脾胃虚寒者忌食。

绿豆排毒饮

原料：绿豆 25 克，鲜青果 20 个，橙子 1 只，竹叶 3 克。

制法：(1) 将绿豆洗净，用温开水浸泡 2 小时；青果洗净，去核、切碎，橙子洗
　　　　净，连皮切碎；备用。

　　　(2) 把上四味放入锅内，倒入适量清水，先用大火煮沸后，改用小火再煮
　　　　1 小时，静置片刻，即可。

特点：果香豆酥、清淡爽口。

服用：每日 1 剂，分 2 次饮用。

功效：清热解毒、生津止渴。

适应证：肺热咽喉肿痛、烦热口渴、食少气逆等。

绿豆银耳汤

原料：绿豆 50 克，银耳 5 克，百合、莲子肉各 30 克。

调料：冰糖适量。

制法：将绿豆洗净，用温水浸泡 4 小时，银耳用温开水泡发、洗净，百合、莲子肉
　　　洗净，再一起放入锅内，倒入适量清水。先用大火煮沸后，改用小火煮
　　　至熟软，加入冰糖再煮片刻，即可服用。

特点：香甜可口、滋阴佳品。

服用：每日 1 剂，分早、晚 2 次服用。

功效：滋阴养心、健脾清热、润肺益肾。

适应证：阴虚火旺、内热烦忧、失眠多梦、暑热烦渴、高热口渴等。

绿豆滋阴汤

原料：绿豆 50 克，枸杞子 15 克，莲子肉 30 克，红枣 30 克。

调料：红糖适量。

制法：将绿豆洗净，用温水浸泡 4 小时，红枣、莲子肉洗净，一起放入锅内，倒入
　　　适量清水，先用大火煮沸后，改用小火煮至熟酥，加入枸杞子、红糖，再
　　　煮片刻，即可服用。

特点：清香甜美。

服用：每日 1 剂，分 2 次服用。

功效：滋阴养肝、补血明目、补肾健脾。

适应证：虚劳而阴血不足、耳鸣眼花、阴虚火旺、内热烦忧、失眠、腰膝酸软、高
　　　　热口渴等。

绿豆百合汤

原料：绿豆 50 克，新鲜百合 30 克，杏仁 6 克。

调料：蜂蜜适量。

制法：将绿豆洗净，用温水浸泡 4 小时，百合洗净，杏仁去皮尖、洗净，一起放入
　　　大锅内，倒入适量清水。先用大火煮沸后，再改用小火煮至熟烂，调入
　　　蜂蜜，即可服用。

特点：清香酥甜、润肺佳品。

服用：每日 1 剂，分 2 次服食，食前拌入蜂蜜调味。

功效：润肺利湿、止咳祛痰。

适应证：肺燥而湿痰内阻、气不化津而引起的咳嗽、痰多、口干、喘息、小便不
　　　　利等。

备注：糖尿病患者不宜食用。

绿豆清肺汤

原料：绿豆 150 克，猪肺 250 克，白果仁 30 克，生姜 20 克，香葱 15 克。

调料：料酒 30 克，精盐、味精各适量。

制法：(1) 将绿豆、白果仁洗净，用温水浸泡 2 小时；猪肺洗净，切成小块；生姜
　　　　　去皮、洗净、拍松；香葱洗净，打结；备用。

　　　(2) 把猪肺、绿豆、白果仁、生姜、香葱一起放入锅内，先用大火煮沸后，
　　　　　加入料酒，再改用文火煮至熟酥，去除生姜、香葱，加入精盐、味精，
　　　　　调好口味，即可。

特点：汤浓汁香、味道鲜美。

服用：每日 1 剂，分 2 次食用。

功效：清肺毒、去脓肿、化痰止咳。

适应证：肺脓肿、支气管炎、肺燥咳嗽、干咳久治不愈等。

绿豆康复食疗妙方

方一

适应证：痤疮。

妙方：绿豆 100 克。

制法：将绿豆焙干，研为细末，用温水煮成糊状，备用。

用法：每日临睡前涂于患处，次晨洗去，连治 1 周。

功效：清热解毒、凉血敛疮。

方二

适应证：口臭。

妙方：绿豆叶 25 克，藿香 6 克。

制法：将绿豆叶、藿香洗净，放入锅内，倒入 2 碗清水，用文火煎至 1 碗，备用。

用法：每日 1 剂，每日 3 次，水煎漱口。

功效：清热解毒、降火除臭。

方三

适应证：阴虚头痛。

妙方：绿豆 120 克，黄精 30 克。

用法：将绿豆、黄精洗净，放入锅内，倒入适量清水，用文火煎至绿豆熟烂，即可服用。

服用：每日 1 剂，分 2 次服，喝汤食豆，连服 1～2 周。

功效：清热滋阴、通窍止痛。

方四

适应证：麻疹。

妙方：绿豆 10 克，黄瓜叶 20 克。

用法：将上物放入锅内，倒入 2 碗清水，煎至 1 碗，即可服用。

服用：每日 1 剂，2 次水煎服。

功效：清热、解毒、透疹。

方五

适应证：咽喉炎。

妙方：绿豆 30 克，甘草、茶叶各 3 克。

用法：将上物放入锅内，倒入 2 碗清水，煎至 1 碗，即可服用。

服用：每日 1 剂，2 次水煎服。

功效：清热解毒、收敛利咽。

方六

适应证：婴儿湿疹。

妙方：绿豆 30 克。

用法：将绿豆加水煮至熟酥，即可服用。

服用：每日 1 剂，分 2 次服食。

功效：清热解毒、除湿止痒。

赤豆 ——清热利水、健脾和血

话 说 赤 豆

赤豆亦称红豆、赤小豆,为豆科植物赤豆的种子。赤豆原产于我国,在喜马拉雅山区有野生种和半野生种。我国栽培历史悠久,现在主要产区分布在华北、东北和黄河、长江中下游地区。赤豆为一年生直立草本植物,花果期为5～9月。荚果线状圆柱形,长6～10厘米,种子6～10颗,暗红色,长圆形,两端圆。秋季果实成熟而未开裂时拨取全株,晒干,打下种子,除去杂质,再晒干,备用。

赤豆并非是产于广东、广西等南方各地的红豆,红豆又称"相思子",其外形是半粒红,半粒黑。青年男女在恋爱期间,互相馈赠红豆,作为定情之物。唐代诗人王维那首"红豆生南国,春来发几枝。愿君多采撷,此物最相思"的爱情诗中的红豆,正是有毒的"相思子",切不可吞下这象征爱情的"相思子"啊!以免引起食物中毒。

【诗文欣赏】

宋代文人赵万年喜吃赤豆粥,还写一首《程机宜宅吃豆粥》诗:"豆红注白间青蔬,仿佛来从香积厨,异日大官还饱饫,不应忘却在芜蒌。"诗人把赤豆粥色香、味美的特色描绘了出来。

我国古代还把吃赤豆粥与民间风俗联系在一起,宋代诗人范成大所写《口数粥行》的诗就充满民俗风情:"家家腊月二十五,淅米如珠和豆煮。大杓镣铛分口数,疫鬼闻香走无处。镂姜屑桂浇蔗糖,滑甘无比胜黄粱。全家团栾罢晚饭,在远行人亦留分。褓中孩子强教尝,余波遍沾获与藏。新元叶气调玉烛,天行已过来万福。物无疵疠年谷熟,长问腊残分豆粥。"诗人把当时民间腊月二十五"接玉皇"、煮豆粥的民俗风情的场景栩栩如生地描述出来,表达了古代人们祈求平安、幸福的美好愿望。

【典故传说】

相传,东汉光武帝刘秀在其称帝之前,以行大司马之职"平定河北"。有一天,突闻叛将王郎等在邯郸之城称帝。

刘秀迅速与冯异(字公孙)、邓禹等部下昼夜急驰南下平定叛贼,行军至饶阳县无蒌亭时,地冻天寒,官兵饥饿难忍,难以继续行军。部下冯异想方设法,终于从当地百姓处要来一锅热气腾腾的赤豆粥,大家喝了顿时精神百倍,战斗力大增。

第二天早晨,刘秀对诸将说:"昨得公孙豆粥,饥寒俱解。"由此可见,赤豆粥的养生、耐饥、祛寒的功效。

【烹饪简介】

赤豆有多种食用方法,由于赤豆性软糯,沙性大,是做豆饭、稀粥、制馅的主要原料。它可以直接用作煮汤,酥糯可口、老幼喜食;做赤豆泥,也可与大米、糯米、小米、玉米粉等掺和做其他主副食品,如炸糕、豆沙糕、沙仁饼、豆沙包、赤豆粽子、赤豆水晶包等,其色美清,香甜味佳,十分受人们的欢迎。

我国有些地区在农历十月初一有吃赤豆糯米饭的风俗,名为吃红豆饭,意为过日子红红火火,生活一天好似一天。在日本、朝鲜、韩国,逢年过节、办喜事及祝寿过生日,赤豆糯米饭也是必备的点心。

【营养价值】

赤豆营养较为丰富,富含蛋白质、糖类、B族维生素、矿物质等。据测定,每 100 克干赤豆中含蛋白质 20.7 克,脂肪 0.5 克,糖类 58 克,维生素 B_1 0.31 毫克,B_2 0.11 毫克,维生素 B_3 2.7 毫克,钙 67 毫克,磷 305 毫克,铁 5.2 毫克,粗纤维 4.9 克,灰分 3.3 克等营养物质。

赤豆中钙、磷、铁的含量较高,钙、磷是骨骼的主要成分,也是健全骨骼、健美体型和坚固牙齿的物质基础。磷元素除了是骨骼的组成成分之外,还是许多维持人体生命的重要化合物的必需组成部分,如形成核酸、磷脂及某些酶等。磷以磷酸根形式参与物质的代谢过程,磷酸根还能组成体内酸碱缓冲体系,维持体内酸碱平衡。铁是人体生命活动中不可缺少的元素,是构成红细胞内血红蛋白的重要原料。

近年来有关研究证明，人体内铁含量过多或过少都有致癌的危险。因此，补充铁要适量，不可过多，也不可过少。

【文献记载】

我国历代医学家把赤豆视为治病的良药，并根据临床实践对其药用价值进行了研究与论述，现选录如下。

我国现存最早的药物学专著《神农本草经》中云，赤豆"主下水，排痈肿脓血"。

唐代医学家孟诜在其所撰的《食疗本草》称，赤豆"和鲤鱼烂煮食之，甚治脚气及大腹水肿；散气，去关节烦热，令人心孔开，止小便数"。

唐代医学家陈士良在其所撰的《食性本草》曰，赤豆"坚筋骨，疗水气，解小麦热毒"。也有"久食瘦人"之说，看来赤豆还有减肥健美的作用。

唐代医学家甄权在其编著的《药性论》说，赤豆能"消热毒痈肿，散恶血不尽、烦满。治水肿皮肌胀满；捣薄涂痈肿上；主小儿急黄、烂疮，取汁令洗之；能令人美食；末与鸡子白调涂热毒痈肿；通气，健脾胃"。

我国古代重要的药物学专著《日华子本草》中谓："赤豆粉，治烦，解热毒，排脓，补血脉。"

明代著名的医药学家李时珍在其所撰的《本草纲目》中云："赤小豆，其性下行，通乎小肠，能入阴分，治有形之病，故行津液，利小便，消胀除肿，止吐而治下痢肠僻，解酒病。除寒热痈肿，排脓散血而通乳汁，下胞衣产难，皆病之有形者。"

【适宜应用】

中医学认为，赤豆性平、味甘酸，入心、小肠经，具有清热解毒、健脾除湿、和血利水、排脓消肿、调经通乳，退黄之功能，适应水肿、湿热黄疸、痢疾、乳汁不通、便血、痈肿、脚气、疮肿恶血不尽、产后恶露不净等病症。

我国民间有用赤豆做枕头，促进睡眠的做法，这是因为赤豆可使人头凉、脚热，头部凉爽就会睡个好觉。

现代医学研究发现，赤豆可防治心源性水肿、肾病性水肿、肝硬化腹水、肥胖症等症。

温馨提醒

　　赤豆性善下行，通利水道，凡津血枯燥消瘦之人慎食。凡蛇咬伤者，忌食百日。还有尿多者也应忌食赤豆，以免增加肾功能的负担。

　　赤豆与鲤鱼同煮，其利水消肿作用很强，用于治疗心源性水肿、肾病性水肿、肝硬化腹水时效果很好。但是，由于其利水功能太强，故正常人应避免同时食用此两物，以免增加肾功能的负担，引起小便过多的不便。

　　赤豆应妥善储藏，否则易产生致癌的黄曲霉素。发霉的赤豆千万不能食用，以免引起癌症。

赤豆的食疗功效

　　近几十年来，有关专家运用现代科学技术对赤豆进行了各方面的研究，对其药理研究结果概述如下。

赤豆是利水消肿的"灵丹"

　　现代药理研究发现，赤豆中含有一种具有利尿作用物质，它是一种渗透性利尿剂，具有利水消肿的功用，能及时促进泌尿系统把潴留在体内组织间过多液体排出体外，不仅可以预防水中毒，而且还能使机体组织细胞不受毒素损害，维护机体组织细胞正常的生理功能，对治疗心源性水肿、肾病性水肿、肝硬化腹水及各种水肿疾病有良好的疗效。

赤豆有降脂、减肥、健美的作用

　　现代药理研究发现，赤豆中含有较多的膳食纤维，这种食物纤维不会被人体消化、吸收，直接进入大肠，还能使肠内容物膨胀，增加大便量，并能刺激结肠的蠕动，缩短粪便在肠内的时间，减少肠子对脂类物质的吸收，从而起到了良好的润肠通便、降低血脂、减肥健美的效果。我国唐代医学家陈士良在所撰的《食性本草》曰"久食（赤豆）瘦人"，看来赤豆是有减肥健美的作用。

赤豆有催乳、通乳的功效

赤豆营养丰富,含较多蛋白质、糖类、B族维生素、矿物质等,其中叶酸等营养素有催乳、通乳的功效,因而产妇、乳母多吃赤豆能增加乳汁分泌,有利于婴儿的生长发育。

赤豆有抗菌、提高抗病能力的作用

据有关药理研究表明,赤豆的水煎液对金黄色葡萄球菌、福氏痢疾杆菌及伤寒杆菌有抑制作用。临床上用赤豆治疗由葡萄球菌感染的痈肿、疮肿有良好疗效。

另外,赤豆含丰富的蛋白质、微量元素等营养物质,有助于增强人体的免疫功能,提高机体的抗病能力。因而,体弱多病、年老多病、病后体虚者多吃赤豆能增强体质,提高抵抗疾病的能力。

赤豆营养保健养生美食

赤豆红枣粥

原料:赤豆50克,红枣16枚,糯米50克。

调料:红糖适量,糖桂花少许。

制法:(1) 将赤豆洗净;红枣洗净;糯米淘洗干净;备用。

　　　(2) 将赤豆、红枣、糯米放入锅内,倒入适量清水,先用大火煮沸后,再用小火焖至豆酥粥成,加入白糖调好口味,撒上糖桂花,即可食用。

特点:豆酥粥糯、甜香可口。

服用:每日1剂,分2次空腹温服。

功效:健脾补血、补肾养心。

适应证:饥不思食、体弱乏力、体弱多病、营养不良、手足浮肿、小便不利等。

备注:糖尿病患者不宜食用。

补虚双色豆汤

原料:赤豆50克,黑豆30克。

调料:红糖适量。

制法:黑豆、赤豆洗净,放入锅内,倒入适量清水,用文火煮至熟酥,加入红糖调味,即可。

特点：红黑相间、香酥甜美。

服用：每日1剂,水煎分2次服食。

功效：补虚健脾、益气调经。

适应证：月经量少、脾虚体弱、年老体弱、老年浮肿、体弱多病等。

备注：糖尿病患者不宜食用。

赤豆补血安神汤

原料：赤豆50克,莲子25克,鲜山药50克。

调料：白糖适量,糖桂花少许。

制法：(1) 将赤豆、莲子洗净;山药去皮、洗净,切成小块;备用。

    (2) 把赤豆、莲子放入锅内,倒入适量清水,先用大火煮沸后,改用文火焖至熟酥,放入山药块再煮沸,加入白糖调好口味,撒上糖桂花,即可食用。

特点：香甜可口。

功效：补血安神、健脾益肾。

适应证：脾虚食少、年老体弱、体弱多病、失眠多梦、病后体虚、腰膝酸软等。

备注：糖尿病患者不宜食用。

豆沙特色打糕

原料：赤豆250克,糯米600克。

调料：白糖100克,蜂蜜100克,香油少许。

制法：(1) 将赤豆洗净,放入锅内煮至酥软后,捞出沥干加入白糖拌匀,倒入锅内用小火炒至成泥,待水分收干至八成时盛起;糯米洗净后,用冷水浸泡约12小时,捞出再漂洗两次沥干;备用。

    (2) 将蒸笼烧至上汽时,放入糯米,蒸约20分钟成黏米饭状即可,一碗一碗地放入打糕机内反复打至黏糕状,用香油涂在刀面上,再切糯米打糕,切成每块50克,包裹适量豆沙,食用时蘸着蜂蜜吃,趁热食用。

特点：清香甜美、韩国风味。

功效：健脾和血、补虚强骨。

适应证：年老体弱、老年浮肿、脾虚体弱、病后体虚、乳汁不通等。

备注：糖尿病患者不宜食用。

三色蜜汁豆泥

原料：赤豆、豌豆、白扁豆各 100 克。

调料：精制油 60 克，蜂蜜 90 克，糖桂花、糖玫瑰花各少许。

制法：（1）将赤豆、豌豆、白扁豆分别洗净，分别用水煮至熟酥、去豆皮，分别捣烂如泥，备用。

（2）把锅烧热后，倒入 20 克精制油，待油温六成热时，倒入赤豆深翻炒 5 分钟，加入蜂蜜 30 克，用文火反复翻炒 10 分钟成赤豆泥，盛入碗内一角。豌豆、白扁豆如同上法分别制豌豆泥、赤豆泥，分别盛入同一只碗内另外两角，备用。

（3）食用时，把盛有豆泥的碗倒扣在盆上，红、青、白三色分明，撒上一些糖桂花、糖玫瑰花，即可。

特点：三色相映、香甜酥软。

功效：健脾强骨、补虚抗衰。

适应证：脾虚食少、未老先衰、病后体虚、老年浮肿、年老体弱、体弱多病等。

备注：糖尿病患者不宜食用。

赤豆黑鱼汤

原料：赤豆 30 克，黑鱼 1 条，薏米 12 克，茯苓 12 克。

制法：将黑鱼去鳞、肠杂洗净，与赤豆、薏仁、茯苓皮一起放入锅内，倒入适量清水。先用大火煮沸后，改用小火煮 1 小时，即可服用。

服用：每日 1 剂，食鱼喝汤。

功效：清热利湿、滋阴养肾。

适应证：急性肾炎、肾炎水肿等症。

赤豆康复食疗妙方

方一

适应证：雀斑。

妙方：赤豆、细米糠各适量。

用法：将赤豆洗净,沥干水分,放入锅内炒至香熟,研成细末,加入等量细米糠
　　　拌匀,储瓶备用。

服用：每日 2 次,每次 2～3 汤匙.用开水调服,连服 3～6 个月。

功效：养血通络、排毒祛斑。

方二

适应证：病后体虚水肿。

妙方：赤豆 120 克,白茅根 30 克。

用法：将赤豆、白茅根洗净,放入锅内,倒入 2 碗清水,用文火煎至 1 碗,备用。

服用：每日 1 剂,2 次水煎服。

功效：健脾除湿、利水消肿。

方三

适应证：冠心病。

妙方：赤豆 20 克,黑木耳 5 克,桃仁 12 克,丹皮 12 克。

用法：将上物放入锅内,倒入 3 碗清水,用文火煎至 1 碗,备用。

服用：每日 1 剂,2 次水煎温服。

功效：活血化瘀、理气宽胸。

方四

适应证：肥胖症、高脂血症、动脉硬化。

妙方：赤豆 150 克,山楂 15 克。

用法：将赤豆、山楂洗净,用清水一起煮至极烂,不可放糖,备用。

服用：每日 1 剂,分 2 次当饭食服。

功效：减肥降脂、瘦身健美。常服有良好疗效。

方五

适应证：腰挫伤及肿痛者。

妙方：赤豆 30 克,鲜金针菜根 10 克,黄酒适量。

用法：将上物放入锅内,倒入 2 碗清水,用文火煎至 1 碗,备用。

服用：每日 1 剂,2 次水煎服,服前加入黄酒调服。

功效：活血化瘀、理气止痛。

方六

适应证：乳汁不通。

妙方：赤豆 120 克，红糖适量。

用法：将赤豆洗净，用适量清水与红糖一起煮至熟烂，备用。

服用：每日 1 剂，分 2 次当点心食服。

功效：健脾利水、养血通乳。

黄豆芽 ——补气血、去黑斑、润肌肤

话 说 黄 豆 芽

黄豆芽又称掐菜、大豆黄卷,为豆科植物黄豆或黑豆经清水浸泡而发出的嫩芽菜。

【孵发豆芽】

孵发黄豆芽十分容易,不需要土壤和施用肥料。只要把黄豆或黑豆洗净,用清水浸泡至外皮微皱,捞出沥干水分,置于竹箩内,盖上湿毛巾,每日淋上清水1~2次,室温控制在15~25℃,即可促使黄豆生长发芽。从"播种"到"收获"约一星期。但要注意淋水不宜过多,以免腐烂,也不能过于干燥,豆芽发不出。另外,黄豆芽的豆芽也不宜发得过长,以免过老影响口味。

【历史概述】

早在春秋战国时期就有黄豆芽了,当时称为"黄卷",传说主要作为药用的干制品,后来才用黄豆芽作为蔬菜食用。

东汉时期,黄豆芽就在民间流传,因为生产黄豆芽的方法简便,就代代相传至今。长沙马王堆汉墓中出土的161号竹简上已有"黄卷一石,缣囊一笥合"的记载。

据北宋的《东京梦华录》记载:"东京城里市民以大豆、小麦于瓷器内,以水浸之,生芽数寸,以红篮彩缕束之,谓之'种生',背于街心叫卖。"可见当时人们已生产黄豆芽出售了。

宋代文人林洪在《山家清供》中记载:"温陵人家,中元前数日,以水浸黑豆曝之,及芽,以糠皮置盆内,铺沙植豆,用板压,长则覆以桶,晓而晒之,欲其齐而不为风日损也……洗焯以油盐、苦酒、香料,可为菇,卷以麻饼尤佳,色浅黄,名'鹅黄生'。"

由于中国人如此喜爱黄豆芽,加上它生产简便,到处都可以生根发芽,因而在世界各地,凡是中国人所到之处,必有黄豆芽。它随着华侨的足迹,传遍世界各国。

据有关记载,1919年我国旅居法国的张静江与李石曾在巴黎开设了一家豆腐兼营豆芽公司。旅居加拿大的华侨谭振樵曾在当地开了一家豆芽加工厂,生意非常好,每日生产的豆芽供不应求,日销5吨之多。这对豆芽在欧美的推广,无疑起了重要作用。

【诗文欣赏】

明代文人陈嶷曾写过一首赞美豆芽的《豆芽赋》:"有彼物兮,冰肌玉质,子不入于污泥,根不资于扶植。金芽寸长,珠蕤双粒;非绿非青,不丹不赤;宛诩白龙之须,仿佛春蚕之蛰……"他把黄豆芽的形态、生长特点写活了。

【烹饪简介】

我国盛产品种优良的豆类,也是黄豆芽的故乡,黄豆芽自古以来就是大众化的优质蔬菜,不只是因其来源广泛,价钱便宜,还因它菜质细嫩,香脆可口,味道鲜美,营养丰富,深受广大人民群众的喜爱。

黄豆芽烹饪简单,用沸水焯至3～5分钟,捞起沥干,加入酱油、麻油拌匀,即可食用,脆嫩味美。"干煸黄豆芽"是一款家常川菜,是把黄豆芽放在锅里煸干水分,再起油锅,加干辣椒同炒,香辣利口,佐酒、下饭皆宜。浙江地区过年必备的一道"黄豆芽炒油条子"菜肴,色泽金黄,清香鲜美,意寓来年财运亨通。黄河流域春节家宴的"十香菜",黄豆芽是主要的食料。老北京人每逢立春都要吃的春饼,黄豆芽也是必备的用料。

用黄豆芽与虾仁、火腿、肉丝一起烹饪都能够烧出鲜美的佳肴,如"黄豆芽炒虾仁",用弯曲的虾仁配上冰肌玉质、洁白莹净的豆芽,能炒出一盆绝美的"寿星拄拐杖"的形象菜,造型味道都极美绝伦;"黄豆芽炒火腿",红白相间,色泽、味道均诱人;"黄豆芽炒肉丝",营养丰富,脆嫩鲜美,是深受人们欢迎的家常菜。

为了保持黄豆芽的营养成分,黄豆芽烹饪一定要注意掌握好烹制时间,要用油大火快炒,如用沸水略余后要立刻取出,一般八成熟即可,不宜煮得过热,烹制中加些香醋,能使其脆嫩爽口。但用黄豆芽炖排骨,要久煮久熬,让黄豆芽的鲜味充分溶解于汤汁之中,使其汤汁浓香,黄豆芽、排骨酥鲜香美。

【营养价值】

没有哪一种蔬菜像黄豆芽那样营养丰富,它不仅含有粗蛋白和氨基酸,也含有钙、铁等矿物质及维生素,尤其维生素 C 的含量极高。

据有关科学测定,黄豆发芽后,不仅保存着黄豆原有的营养,而且还增加了许多营养物质,特别是维生素含量变化很大,如胡萝卜素的含量,要比原来的黄豆增高 3 倍,维生素 B_2 增加 2~4 倍,维生素 B_{12} 增加 10 多倍,维生素 C 增高 4.5 倍。

此外,由于酶的作用,还能使更多的磷、锌、铁等微量元素释放出来。医学专家认为,经常食用黄豆芽,对防治冠心病、高血压、糖尿病、口腔炎、眼腺炎、肝萎缩、贫血、神经衰弱等病,都有很好的康复保健作用。

【文献记载】

我国历代医学家把黄豆芽视为治病的良药,黄豆芽又称为"大豆黄卷",并根据临床实践对其药用价值进行了研究与论述,现选录如下。

我国现存最早的药物学专著《神农本草经》中云,大豆黄卷"主湿痹,筋挛,膝痛"。

明代著名的医药学家李时珍在其所撰的《本草纲目》称,大豆黄卷"治湿痹、筋挛、膝痛,五脏不足,益气宣胃,破妇人恶血,除胃中积热,消水气胀满"。

明代医药学家倪朱谟在其所撰的《本草汇言》曰:"大豆黄卷,活血气,消水胀之药也。蓐妇药中多用之,有行瘀血之妙也;水肿方中多用之,有行水之功也。仰思前古治湿痹久着与筋挛膝痛,皆血与水气之所结也。"

清代著名医学家黄元御在《长沙药解》中谓:"大豆黄卷,专泄水湿,善达木郁,通腠理而逐湿痹,行经脉而破血癥,疗水郁腹胀之病,治筋挛膝痛之疾。"

清代医学家邹澍在其所撰的《本经疏证》道,大豆黄卷"夫湿痹而筋挛膝痛,湿闭于下者宜升,湿不闭则筋自舒,筋既舒则膝自不痛。舒筋之物,有薏苡、木瓜、牛膝,何以独取大豆黄卷?夫木瓜治转筋,非治筋挛,薏苡治筋急拘挛,不治筋挛,牛膝治筋挛,能降而不能升。既治筋挛,又欲其湿升者,舍大豆黄卷别无物矣。所以者何?湿流关节,关节之大者如膝,而又最近于腹,湿既痹于此,势不能下,又不能升,与其逐而下之,仍无出路,莫若就近使上于腹,或从小便,或从汗出而解"。

【适宜应用】

中医学认为，黄豆芽味甘、性凉，入脾、大肠经，具有清热利湿、补气养血、除痹消肿、去黑斑、治疣赘、润肌肤之功效，适应暑湿发热、湿温初起、胃气积结、胃中积热、脾胃湿热、湿痹筋挛、骨节烦疼、寻常疣、妇女恶血、水肿胀满、小便不利、大便秘结等病症。

现代医学研究发现，黄豆芽可防治贫血、口腔炎、眼腺炎、牙龈出血、肝萎缩、高脂血症、冠心病、糖尿病、动脉硬化、高血压、神经衰弱、消化道肿瘤等症。

温馨提醒

虽然黄豆芽营养丰富，凡消化功能差的人，也不宜多食黄豆芽；虚寒尿频者也少食为宜。

千万禁止食用无根黄豆芽，这些黄豆芽看起来鲜嫩肥胖，但有一股难闻的化肥味，甚至可能含有激素。一般无根黄豆芽多数是用化肥和激素催发的，也可能在生长过程中喷洒了除草剂，人吃了化肥、激素与除草剂污染的黄豆芽后，可产生慢性中毒，对人体健康十分有害，甚至有致癌、致畸、致突变的作用。

黄豆芽的食疗功效

近几十年来，有关专家运用现代科学技术对黄豆芽进行了各方面的研究，对其药理研究结果概述如下。

黄豆芽有去黑痣面黯、润泽肌肤的美容功用

我国历代医学家认为，黄豆芽有去黑痣面黯、润泽肌肤的美容功用。据《备急千金要方》曰，黄豆芽有"去黑痣、面黚（面部黄褐斑）、润泽皮毛"；《名医别录》称，黄豆芽有"除五脏胃气结积，益气，止痛，去黑肝，润泽皮毛"；《医学入门》道，黄豆芽有"去黑痣面黯，润皮毛，益气解毒"等美容功用。

据现代药理研究表明，新鲜黄豆芽富含维生素 C、胡萝卜素等营养物质，

能使机体皮肤柔腻润泽,并能抑制黑色素的形成,对祛除面部黑斑有较好的效果;另外,黄豆芽还富含维生素 E,能保护皮肤与润泽肌肤;故经常适量食用黄豆芽具有良好的美容作用。

黄豆芽是抗衰防老、益寿延年的佳品

据现代药理研究表明,在具有益寿延年功效的 10 种食品中,排在第一位的是黄豆及黄豆芽,这是因为黄豆芽中含有大量的抗酸性物质,具有强大的抗衰老性能,为老化现象的预防和寿命的延长提供了可靠的营养剂,起到很好的抗衰防老、益寿延年的功用。因而,中老年人经常适量食用黄豆芽具有良好的抗衰防老、益寿延年的作用。

常吃黄豆芽有健脑、抗疲劳的功用

据现代药理研究发现,黄豆芽富含蛋白质、微量元素、多种维生素等营养素,其中胡萝卜素、维生素 C、维生素 E 等物质含量较高,这些营养素对人体的生长发育和生理功能有重要的作用,还含有一种叫天冬氨酸的物质,能减少体内乳酸堆积,消除疲劳。因而,脑力劳动者、工作繁忙者经常适量食用黄豆芽有良好的补脑益智,促进血液循环,增强机体活力,抗疲劳的作用。

黄豆芽是预防癫痫发作的"灵丹"

据苏格兰赫里奥德瓦大学药理学家约翰·加尔伯特领导的科研小组发现,黄豆芽中含有一种抗癫痫病的化学物质,这种化学物质是一种加速化学反应的生物催化剂,叫硝基苯磷酸酶,具有抑制癫痫发作的作用。因而,癫痫患者经常适量食用黄豆芽可预防癫痫的发作。

黄豆芽有预防消化道肿瘤的功效

在德国,人们普遍认为黄豆芽有预防癌症的作用。为此,不少美国专家对黄豆芽预防癌症的传说进行了科学检测后认为,黄豆芽中的叶绿素能分解人体内的亚硝酸胺,亚硝酸胺是一种致癌物质,尤其会引起消化道肿瘤。因而,经常适量食用黄豆芽能及时消除人体内的亚硝酸胺,进而起到预防直肠癌等多种消化道恶性肿瘤的功用。

黄豆芽营养保健养生美食

豆芽拌金针菇

原料：鲜嫩黄豆芽 200 克,金针菇 150 克,香葱 20 克。

调料：精盐、味精各适量,香油少许。

制法：(1) 将黄豆芽去根须、洗净,放入沸水内,焯至断生,捞起沥干,加入精盐腌 20～30 分钟,沥干水分;金针菇用凉开水洗净,切成中段,用沸水焯熟;香葱洗净,切成细末;备用。

(2) 将黄豆芽、金针菇段、香葱末装盆,加入精盐、味精调好口味,淋上香油,即可。

特点：清香嫩脆、味道鲜美。

功效：养肝健脾、补脑益智、抗衰防癌。

适应证：胃病、肝病、肝萎缩、神经衰弱、高血压、高脂血症、年老健忘、消化道肿瘤等。

豆芽炒海米

原料：黄豆芽、绿豆芽各 100 克,海米 20 克,香葱 15 克,生姜 10 克。

调料：豆油、精盐、味精各适量。

制法：(1) 将黄豆芽、绿豆芽去根须、洗净,沥干水分;海米用料酒浸泡片刻、洗净;香葱洗净,切成细末;生姜去皮洗净,切成细末;备用。

(2) 把锅烧热后,倒入豆油,待油温七成热时,先放入生姜末炝锅,放入海米炒几下,再放入黄豆芽、绿豆芽煸炒片刻,加入精盐、味精,调好口味,撒上香葱末,即可。

特点：鲜美脆嫩。

服用：每日 1 剂,分 2 次当菜汤食用。

功效：清热排毒、调养机体、抗衡反应。经常适量食用有良效。

适应证：脊髓肿瘤放疗、化疗及防癌症术后癌细胞转移等。

豆芽平菇鲜汤

原料：黄豆芽 150 克,平菇 150 克,葱末、姜丝各 15 克。

调料：鲜辣酱 15 克,精盐、味精各适量,辣椒油少许。

制法：将黄豆芽去根须、洗净,平菇洗净,切成细丝,放入锅内,倒入适量清水,用大火煮后,加入葱末、姜丝、鲜辣酱、精盐、味精调好口味,淋上辣椒油,即可服食。

特点：香辣利口、味道鲜美。

功效：温中健脾、补虚强身、舒筋活络。

适应证：风湿骨痛、湿痹筋挛、骨节烦疼、筋络不舒、腰腿疼痛、手足麻木等。

豆芽羊肉汤

原料：黄豆芽 150 克,羊肉 250 克,冬笋肉 50 克,生姜、香葱各 15 克,上汤 500 克。

调料：料酒 15 克,精盐、味精各适量。

制法：(1) 将黄豆芽去根须、洗净;羊肉洗净后,切成细丝;冬笋肉洗净,切成薄片;生姜去皮、洗净,切成细丝;香葱洗净,切成细末;备用。

(2) 将上汤倒入锅内,加入黄豆芽、冬笋、生姜丝,先用大火煮沸后,再放入羊肉丝煮沸后,加入料酒、精盐、味精调好口味,撒上香葱,即可食用。

特点：鲜美汤浓、滋补佳品。

服用：每日 1 剂,分 2 次,当菜汤食用。

功效：补虚强身、益肾强骨、舒筋活络。

适应证：体弱多病、腰腿疼痛、风湿骨痛、湿痹筋挛、骨节烦疼、筋络不舒、手足麻木等。

豆芽油豆腐汤

原料：黄豆芽 150 克,油豆腐 50 克,香葱 15 克,上汤 300 克。

调料：香油 10 克,精盐、味精各适量,胡椒粉少许。

制法：(1) 将黄豆芽去根须、洗净;油豆腐开水泡洗、挤干;香葱洗净,切成细末;备用。

(2) 把锅烧热后,倒入香油,待油温七成热时,放入黄豆芽煸炒片刻,放入油豆腐炒几下,倒入上汤,用大火煮沸至汤乳白色,加入精盐、味精调好口味,撒上胡椒粉,即可。

特点：汤汁乳白、香鲜味美。

功效：补气养血、健脾和胃、利湿抗癌。

适应证：贫血、营养不良、病后体虚、大便秘结、神经衰弱、消化道肿瘤等。

豆芽炒鸡丝

原料：黄豆芽150克，鸡里脊肉200克，香葱15克，生姜10克，上汤20克。

调料：豆油、淀粉、精盐、味精各适量。

制法：(1) 将黄豆芽去根须、洗净，用开水汆一下，捞起沥干；鸡里脊肉洗净，切成细丝，加入少许精盐拌匀，放入淀粉和匀；香葱洗净，切成细末；生姜去皮洗净，切成细末；备用。

(2) 把锅烧热后，倒入豆油，待油温六成热时，放入鸡里脊肉丝翻炒至熟软，备用。

(3) 把锅烧热后，倒入豆油，待油温七成热时，先放入生姜末炝锅，再放入黄豆芽煸炒片刻，倒入上汤焖烧2～3分钟，放入鸡里脊肉翻炒片刻，加入精盐、味精，调好口味，撒上香葱末，即可。

特点：清香脆嫩、鲜美可口。

功效：补气养血、补肾养精、补虚益寿。

适应证：贫血、肝萎缩、身体虚弱、病后体虚、年老多病、神经衰弱、大便秘结等。

黄豆芽康复食疗妙方

方一

适应证：脸部干皱、面色憔悴、皮毛枯槁。

妙方：黄豆芽适量。

用法：将黄豆芽晒干，取干品500克炒香，研成细末，储瓶备用。

服用：每日3次，每次5～8克，用温酒10～15毫升送服，连服3～5剂（每500克干品为1剂）。

功效：润泽肌肤、祛除皱纹。本方资料选写于《本草纲目》，为古人美容验方。

方二

适应证：高血压、高脂血症、冠心病。

妙方：黄豆芽 100 克,芹菜 80 克,茭白 60 克。

用法：将黄豆芽、芹菜、茭白洗净,一起放入锅内,加入 2 碗清水,煎至 1 碗,
备用。

服用：每日 1 剂,2 次水煎服。

功效：清热利湿、降压降脂。

方三

适应证：贫血。

妙方：黄豆芽 100 克,红枣 30 枚,山楂 30 克。

用法：将黄豆芽、红枣 、山楂洗净,一起放入锅内,加入 2 碗清水,煎至 1 碗,
备用。

服用：每日 1 剂,2 次水煎服,最后食用红枣。

功效：补气养血、健脾益胃。

方四

适应证：失血性贫血。

妙方：黄豆芽 250 克,大枣 15 枚,猪骨 250 克。

用法：将黄豆芽、大枣、猪骨洗净,一起放入锅内,加入适量清水,用文火久煮
至汤浓。

服用：每日 1 剂,分 3 次吃豆芽、喝汤,可加入精盐调味。

功效：养血补虚、健脾益胃。

方五

适应证：大便秘结、肥胖症、高脂血症、动脉硬化。

妙方：黄豆芽 150 克,水发海带 150 克。

用法：将黄豆芽、海带(切丝)洗净,一起放入锅内,加入适量清水,用文火煮成
浓汤。

服用：每日 1 剂,分 2 次吃豆芽、海带喝汤,可加入精盐调味。

功效：清热排毒、润肠通便。

方六

适应证：水肿胀满、小便不利。

妙方：黄豆芽 150 克，鲜冬瓜皮 150 克。

用法：将黄豆芽、冬瓜皮洗净，一起放入锅内，加入 3 碗清水，煎至 1 碗，备用。

服用：每日 1 剂，2 次水煎服。

功效：清热解毒、利水消肿。

绿豆芽 ——清热毒、通肠胃、解诸毒

话 说 绿 豆 芽

绿豆芽又称豆芽菜,为豆科植物绿豆的种子经清水浸泡而发出的嫩芽。

【孵发豆芽】

孵发绿豆芽很方便,只要把绿豆洗净,用清水浸泡至外皮包满,捞出沥干水分,置于竹箩内,盖上湿纱布,每日淋上清水 1～2 次,室温控制在 15～25 度,即可促使绿豆生长发芽。从"播种"到"收获"约一周。但要注意淋水不宜过多,以免腐烂,也不能过于干燥,豆芽发不出。另外,绿豆芽的豆芽也不宜发得过长,以免过老影响口味。

【历史概述】

绿豆芽入馔,始载于宋代文人孟元老所著的《东京梦华录》一书中,至今已有 1 000 多年的历史,书中记载:"东京城里市民以绿豆……于磁器内,以水浸之,生芽数寸,以红篮彩缕束之,谓之'种生',背于街心叫卖。"可见当时人们已生产绿豆芽上市出售了。

绿豆芽曾是北宋妇女普遍流行一种称为"种生"的祈子风俗。据宋代文人陈元靓在所撰的《岁时广记》中记载当时"七夕"有用清水浸发绿豆芽做"生花盆儿"的民间风俗。每当"七夕前十日,以水浸绿豆,以一、二回易水,芽渐五、六寸许,其苗能自立,则至小盆中,至乞巧可长尺许,谓之'生花盆地'",这是当时民间祈望家丁兴旺、子孙满堂的美好心愿。

至元明清时期,随着绿豆芽生产技术的不断改进,已经成为百姓菜桌上的普通食用,但其的身价倍增。据清代文人阮葵生在所撰的《茶余客话》中说,当时绿豆芽被作为太庙荐新之品,可见绿豆芽这普通食品被人们推崇至如此高贵地位。

【典故传说】

相传,绿豆芽曾在第二次世界大战期间,救过一艘美国潜艇的官兵。当时,美国与日本在太平洋上交战,日军将这艘美国潜艇围困到"粮尽菜绝"的境地。在绝望之中,一名轮机长意外发现仓内的麻袋孔中,钻出了乳白色的芽尖,打开一看,原来是受了潮的绿豆发了芽。这可提醒了美国人,干脆把剩余的绿豆再多浇一些水,让它快些发芽,既可以增加食物的数量,又可以提高营养价值,潜艇上的官兵终于绝处逢生。

战后此事传遍美国千家万户,一向以面包、果酱、牛奶为最佳食品的美国人,也"迷信"起绿豆芽,绿豆芽从此成为美国人餐桌上的一种美味佳肴。

【烹饪简介】

明代李时珍称:"诸豆生芽皆腥韧不堪,惟此豆之芽(绿豆芽)白美独异。"绿豆芽,亭亭玉立,色泽洁白如玉,细嫩柔脆,清香淡雅,堪称"蔬中佳品"。

最近几年来,食用豆芽菜是一种新时尚,豆芽菜中以大众化的绿豆芽最受广大人民群众的喜爱,不只是因其来源广泛,价钱便宜,还因它营养丰富,菜质细嫩,香脆可口,味道鲜美,是自然素食主义者所推崇的优质蔬菜。

一般家庭食用绿豆芽的方法较多,可凉拌、炒食、煮汤等。凉拌绿豆芽方法简单,将绿豆芽去根须,洗净沥干,用沸水焯一下,捞出沥干,加入葱末、姜丝、酱油、砂糖、味精、精盐、香油等拌匀调好口味,其味嫩脆爽口,是受大众欢迎的家常菜;绿豆芽也可与豆腐干一起炒食,营养丰富,味道也不错;绿豆芽炒肉丝,营养丰富,脆嫩鲜美,为佐酒下饭的佳肴。

当年乾隆皇帝下江南时,吃过的一道就是"素炒绿豆芽",被其细嫩香脆、味道鲜美所倾倒,评价其美味高于山珍。孔府也有一道名菜"金钩挂银芽"就是用绿豆芽和开洋烹制,具有清香淡雅、白黄相间、脆嫩鲜美的特色风味。

为了保持绿豆芽的营养成分,不宜炒得过熟,烹制中加些香醋,能使其脆嫩爽口,绿豆芽性寒,烹饪时加上一点生姜丝、香葱末,既能佐味,又能祛其寒气,十分适于夏日食用。烹饪时油盐也不宜放得过多,才能保持其清淡素雅的口味。

【营养价值】

据有关科学测定,绿豆发芽过程中,部分蛋白质可分解为氨基酸,如天冬氨酸、丙氨酸、异戊氨酸、亮氨酸等流游氨基酸含量会显著增加,可达到绿豆原有含量的 7 倍之多。绿豆在发芽的过程中,由于酶的作用,还能使更多的磷、锌等矿物质被释放出来。所以绿豆芽的营养价值比绿豆更大。

绿豆发芽时,维生素量大大地增加,如绿豆本身不含维生素 C,只有在发芽过程中,才能产生相当丰富的维生素 C。一般来说,绿豆芽长到 2 厘米时,维生素 C 的含量最高,每 100 克中含 36 毫克,是牛奶的 6 倍。

最有趣的是维生素 B_{12} 大约增加了 10 倍,一般维生素 B_{12} 只有细菌和动物才能合成,想不到绿豆发芽时也能生成维生素 B_{12}。胡萝卜素增加 2～3 倍,维生素 B_2 增加了 2～4 倍,维生素 B_3 增加 2 倍以上,叶酸成倍增加,维生素 B_6 也有所增加。

由此可见,常食绿豆芽,可治防治因缺乏维生素 A 而引起夜盲症,缺乏维生素 B_2 而引起的舌疮口炎及附囊炎,缺乏维生素 C 而引起维生素 C 缺乏症等症。

【适宜应用】

中医学认为,绿豆芽味甘、性寒,归心,胃经,具有清热毒、洁牙齿、通肠胃、利三焦、解诸毒、醒酒、利尿消肿等功效,适应目赤肿痛、口鼻生疮、食少体倦、湿热郁滞、热病烦渴、大便秘结、小便不利等症。

我国民间用绿豆芽与猪腿肉烧食,治乳汁不下;绿豆芽榨汁,加白糖代茶饮,治尿路感染、小便赤热、尿频等症。

现代医学研究发现,绿豆芽可防治维生素 C 缺乏症、口腔溃疡、肥胖症、高脂血症、冠心病、糖尿病、动脉硬化、高血压、消化道肿瘤等症。

温馨提醒

绿豆芽性寒,凡脾胃虚寒者,不宜多食,虚寒尿频者也少食为宜。

好的绿豆芽芽叶淡黄,茎干莹白如玉,不太粗壮,水分适中,无异味,豆芽 5～6 厘米长。

千万禁止食用无根绿豆芽,这些绿豆芽看起来芽茎粗壮,但有一股难

闻的化肥味,甚至可能含有激素。一般无根绿豆芽多数是用化肥和激素催发的,也可能在生长过程中喷洒了除草剂,人吃了化肥、激素与除草剂污染的绿豆芽后,可产生慢性中毒,对人体健康十分有害,甚至有致癌的作用。

绿豆芽的食疗功效

近几十年来,有关专家运用现代科学技术对绿豆芽进行了各方面的研究,对其药理研究结果概述如下。

绿豆芽是排内毒、解诸毒的"灵丹"

现代有关药理研究发现,绿豆芽中所含的生物活性物质不少具有抗氧化作用,也能通过其抗氧化作用减轻有毒物质对机体的伤害,其所含的蛋白质、鞣酸、黄酮类化合物能与砷、汞、铅等有毒物质相结合形成沉淀物,使其减少或失去毒性,并不易被胃肠道吸收。

我国清代医学家王士雄称,绿豆芽"生研绞汁服,解一切草木金石诸药、牛马肉毒或急火煎清汤冷饮亦可"。因而,凡经常接触有毒物质人员、患病长期服用各种中西药的患者,要经常适量食用绿豆芽来排内毒、解诸毒,及时排除积蓄在体内的毒素,预防各种癌症的发生。

绿豆芽有降低血脂、减肥瘦身的功用

美国人一直认为绿豆芽是降低血脂、减肥瘦身的佳品。这是因为绿豆芽低热量、低蛋白质食用绿豆芽一大碗既能吃饱肚子,但又不会发胖。

现代药理研究发现,绿豆芽所含有的物质能降低血液中的脂质含量,也能清除血管壁中胆固醇和脂肪的堆积,预防动脉血管硬化的作用。凡体重偏高、血脂偏高,血压偏高者经常适量食用吃绿豆芽,就可以起到降低血脂、减肥瘦身的作用。

绿豆芽有治疗口腔溃疡的疗效

绿豆芽中含有丰富的维生素 B_2,它主要是体内多种辅酶的组成成分,尤其

是构成了黄酶的辅酶而参与物质的代谢过程。当人体维生素 B_2 不足或缺乏时,黄酶构成障碍,代谢物脱掉的氢就不能进行正常传递,引起多种物质代谢紊乱,人体上皮组织就会发生病变,引发舌炎、口角炎、结膜炎、阴囊炎等,日久还可发生白内障。因而,口腔溃疡患者经常适量食用吃绿豆芽能及时为补充人体维生素 B_2,对防治口腔溃疡大有益处。

绿豆芽有治疗便秘,预防肠道肿瘤的功效

绿豆芽含中丰富的纤维素,这些食物纤维不会被人体消化、吸收,直接进入大肠,使肠内容物膨胀,增加大便量,并能刺激结肠的蠕动,引起便意,促进大便通畅,治疗便秘具有显著的功效;同时,食物纤维素能将诱发直肠癌的有毒物质稀释,也能减少粪便中致癌物质与肠黏膜接触的时间,起到了预防肠道肿瘤的作用。因而,便秘患者和中老年人经常适量食用绿豆芽即可保持大便畅通,又能起到预防直肠癌的作用。

绿豆芽营养保健养生美食

清香银丝

原料:新鲜绿豆芽 300 克。

调料:香油 5 克,料酒 5 克,精盐适量,味精、砂糖各少许。

制法:将绿豆芽洗净,用沸水焯至断生捞出,沥干水分,加入精盐、味精、砂糖、料酒拌匀,淋上香油,即可。

特点:清香爽口、脆嫩鲜美。

功效:清热毒、通肠胃、利三焦、解诸毒。

适应证:维生素 C 缺乏症、口腔溃疡、暑热烦渴、疮疡肿毒、小便赤热不利、肥胖症、高脂血症等。

醉美豆芽

原料:绿豆芽 350 克,泡红辣椒 1 个,生姜、香葱各 15 克。

调料:优质白酒 15 克,精盐、味精各适量,花椒少许。

制法:(1) 将绿豆芽去根须、洗净,放入沸水内,焯至八成熟,捞起沥干;泡红辣椒去蒂籽、洗净,切成细丝;香葱洗净,打成小结;生姜洗净,拍碎;

          备用。

     (2) 在锅内加入清水两碗,加入香葱结、生姜块、花椒,用大火煮沸后,倒入碗内至凉透,加白酒、精盐、味精,调好口味,放入绿豆芽、泡红辣椒丝,用保鲜薄膜封闭碗口,放置 2 小时后,即可食用。

特点:酒香清口、脆嫩味美。

功效:清热消暑、开胃化食。

适应证:食少体倦、热病烦渴、便秘、小便不利、肥胖症、高脂血症、冠心病、动脉硬化等。

芥末豆芽

原料:绿豆芽 300 克,芥末 1 克,泡红辣椒 1 个,大蒜、香葱各 15 克。

调料:精盐、味精各适量,香油少许。

制法:(1) 将绿豆芽去根须、洗净,放入沸水内,焯至断生,捞起沥干;泡红辣椒去蒂籽、洗净,切成细末;大蒜去皮、洗净,切成细末;香葱洗净,切成细末;备用。

     (2) 把锅烧热后,倒入香油,烧至油温六成时,放入辣椒丝、香葱末炒出香味,加入精盐、味精炒匀,即成调味料。

     (3) 食用时,把焯过的绿豆芽放入盆内,撒入芥末,倒上调味料拌匀,调好口味,淋上香油,即可食用。

特点:香辣脆嫩。

功效:清热消暑、开胃消食、健身防病。

适应证:冠心病、糖尿病、肥胖症、高脂血症、动脉硬化、消化道肿瘤等。

三色银丝

原料:绿豆芽 200 克,青椒 50 克,水发香菇 50 克。

调料:花椒 5 粒,姜丝、白糖、香醋、精盐、味精、食油、香油各适量。

制法:(1) 将绿豆芽去根,洗净;青椒去蒂籽,洗净,切成细丝;香菇去根洗净,切成细丝,备用。

     (2) 把锅烧热后,倒入食油,待油温五成热时,放入花椒粒炸至深色取出,放入绿豆芽翻炒至半熟,盛出。

     (3) 锅内放入香油,油热后加入青椒丝、香菇丝煸炒,加入精盐、白糖、香醋、味精煸炒后,倒入绿豆芽拌炒至熟香,即可。

特点：色泽美观、味道鲜美。

功效：清热解毒、健脾消食、降脂防癌。

适应证：肥胖症，高脂血症，消化道肿瘤，癌症术后化疗、放疗，防癌细胞转移等。

三鲜银丝

原料：绿豆芽 200 克，开洋 30 克，瘦猪肉 75 克，韭菜 50 克，葱花、姜末 15 克。

调料：豆油 25 克，料酒、精盐、味精、湿淀粉、花椒水各适量。

制法：(1) 将绿豆芽去根须，洗净；开洋用料酒浸泡；猪肉洗净，切成细丝，用精盐、湿淀粉拌匀；韭菜洗净，切成 3 厘米长段，备用。

　　　(2) 把锅烧热后，放入豆油烧热，用葱花、姜末炝锅，放入猪肉丝、花椒水煸炒至上色，加入开洋、绿豆芽、精盐翻炒几下，倒入韭菜段炒至熟香，加入味精调好口味，用少许湿淀粉勾薄芡，即可。

特点：色泽美观、鲜香可口。

功效：清热消暑、开胃化食。

适应证：口鼻生疮、食少体倦、热病烦渴、大便秘结、小便不利等。

银丝炒火腿

原料：绿豆芽 300 克，熟火腿 50 克。

调料：豆油 20 克，精盐、味精、料酒、香油各适量。

制法：(1) 将绿豆芽去根、洗净；熟火腿切成细丝，用料酒浸泡，备用。

　　　(2) 把锅烧热后，放入豆油烧热，放入精盐，倒入绿豆芽煸炒至七成熟，加入熟火腿丝、味精翻炒至熟香，即可。

特点：鲜脆爽口、银红相间。

功效：清热消暑、健脾开胃。

适应证：口腔溃疡、目赤肿痛、热病烦渴、食少体倦、乳汁不下、便秘、小便赤热等。

绿豆芽康复食疗妙方

方一

适应证：面部皮肤干燥、肥胖症、高脂血症等。

妙方：绿豆芽 200 克,调味品适量。

用法：将绿豆芽洗净,用沸水汆一下,捞出沥干,加入调味品拌食。

服用：每日 1 剂,分 2 次当菜食用。

功效：润肌肤、防皱纹、降血脂。

方二

适应证：睑腺炎。

妙方：新鲜绿豆芽、新鲜蒲公英各 30 克。

制法：将绿豆芽、蒲公英洗净,沥干水分,捣烂如泥,备用。

用法：将药泥外敷患处,盖上纱布,外用胶布固定。每日换 2 次,连用 3～5 天。

功效：清热消炎、退肿止痛。

方三

适应证：各种水肿。

妙方：绿豆芽 100 克,黑豆、浮小麦各 30 克。

用法：将绿豆芽、黑豆、浮小麦洗净,放入锅内,倒入 2 碗清水,用文火煎至 1 碗,备用。

服用：每日 1 剂,2 次水煎服。

功效：清热除湿、利水消肿。

方四

适应证：暑热烦渴、小便赤热不利。

妙方：绿豆芽 400 克,调料适量。

用法：将绿豆芽洗净,用沸水焯至断生捞出,沥干水分,加入调料拌匀,备用。

服用：每日 1 剂,分 2 次当菜食用。

功效：清热排毒、利水止渴。

方五

适应证：泌尿系结石。

妙方：绿豆芽 100 克,芹菜 60 克(切碎)。

用法：将绿豆芽、芹菜洗净,用沸水焯至断生捞出,沥干水分,加入调料拌匀,备用。

服用：每日 1 剂，分 2 次当菜食用。

功效：清热利水、化湿排石。

方六

适应证：癌症术后放疗、化疗所引起的胸闷、食欲不振等反应。

妙方：绿豆芽 200 克，佛手柑 15 克（切块）。

用法：将绿豆芽、佛手柑洗净，放入锅内，倒入 2 碗清水，用文火煎至 1 碗，
　　　备用。

服用：每日 1 剂，2 次水煎服。

功效：清热排毒、抗衡反应、预防肿瘤转移。常服有良效。

豆豉 —— 清热解毒、排毒抗癌

话 说 豆 豉

豆豉又称香豉，是一种用黄豆或黑豆为主要原料，经过浸泡、蒸熟，利用毛霉、曲霉或者细菌蛋白酶的作用，分解大豆蛋白质，达到一定程度时，加盐、加酒、干燥等方法，抑制酶的活力，延缓发酵过程而制成的食品。

【历史概述】

我国是豆豉发明的故乡，已有2000多年历史，创制于春秋战国时期。《楚辞·招魂》中有"大苦咸酸"，根据注释"大苦"即为"豆豉"。古代豆豉又称"嗜""幽菽"，到了秦代，人们改称"豆豉"，这一名称一直沿用至今。

豆豉入馔，始载于汉代刘熙所撰的《释名·释饮食》一书中，记载豆豉是"五味调和，需之而成"的调味品。

我国古人不仅把豆豉当作调味品，而且还从东汉开始用作药物，以后历代食籍、药籍均有记载豆豉的叙述，如古籍《汉书》《史记》《齐民要术》等书均有豆豉的记载；隋朝谢枫在其所撰的《食经》中载有"作豉法"，介绍制作豆豉工艺。

据有关历史记载，豆豉的发明、制作、生产，最早是从我国的江西泰和县逐渐向南方地区流传出去的，后经制作工艺的不断改进和提高，豆豉成为人们所喜爱的独具特色的调味佳品。

唐代时期，我国豆豉制作工艺传入日本，被称为"纳豉"。

明清时期，豆豉制作方法传入我国台湾，当地人也学会豆豉制作工艺，并称豆豉为"荫豉"。此后，传到东南亚各国，他们也喜食豆豉。

【典故传说】

豆豉营养丰富，被誉为"各种微量元素的仓库"，人体对其吸收率高达90%

以上,其特有的香气能增加人的食欲,促进人体对营养物质吸收率。我国在抗美援朝战争中,豆豉曾成为军需物资,大量生产供应志愿军食用,让广大志愿军战士增进食欲,补充营养物质,增强战斗力打败外国侵略者。

【烹饪简介】

豆豉的种类较多,根据原料分为黑豆豉、黄豆豉;根据制作中是否添加辣椒,可分为辣豆豉和无辣豆豉;根据口味分为淡豆豉、咸豆豉、姜豆豉、甜豆豉、香豆豉、臭豆豉等许多品种;根据制作工艺分为干豆豉、湿豆豉、水豆豉。我国主要产于湖南浏阳,长江以南地区常用豆豉作为调料,也可直接蘸食。

豆豉为传统发酵制作,以颗粒完整,乌黑发亮,咸淡适口,甜中带鲜,香味浓郁,松软即化,且无泥沙杂质、无霉异味者为佳品。

豆豉主要是我国烹饪菜肴中传统的调味品,其中在海内外久负盛名的有湖南浏阳豆豉、四川潼川豆豉、广东阳江豆豉、山东八宝豆豉、广西黄姚豆豉、开封西瓜豆豉等。还有许多以豆豉为主料,配以其他各种调料而制成的花色豆豉调味品,如五香豆豉、蒜葱豆豉酱、蒜头豆豉辣椒酱、豆豉辣椒饼等,味道香辣鲜美,口味独具,营养丰富。

豆豉人们日常生活中不可缺少的调味品。豆豉单独炒食或蒸食,再淋上几滴香油,清香诱人,味道鲜美,是佐餐的开胃小菜;豆豉能与茄子、苦瓜、豆腐等素菜烹制出别有风味菜肴,如"鱼香茄子煲""豉汁苦瓜""麻婆豆腐"等均少不了用豆豉作调料。豆豉与猪肉鱼虾等荤菜同样能烹制出美味的菜肴,如"炒回锅肉""豉汁排骨""豆豉鲮鱼"等,款款风味独特,香郁鲜美,还有用豆豉作调料炒田螺,风味更佳,是百姓菜桌上佐酒的佳肴。

【营养价值】

豆豉不仅味道鲜美,而且营养丰富,含有丰富的蛋白质、脂肪和糖类,且含有人体所需的多种氨基酸,还含有多种矿物质如钙、磷、铁、钴、硒、钼和维生素如维生素 B_1、维生素 B_2、维生素 B_3 等营养物质,被誉为"各种微量元素的仓库",人体对其吸收率高达 90% 以上。

据有关测定发现,豆豉中含有大量能溶解血栓的尿激素,能有效地预防脑血栓的形成,对改善大脑的血流量和防治老年性痴呆症有显著功效;豆豉中所含钼元素是小麦的 50 倍,所含的钴元素是小麦的 40 倍,硒元素的含量比高硒蔬菜大蒜、洋葱还高,钼元素和硒元素均具有很强的抗癌作用,对预防冠心病也有良好的作用。

【文献记载】

我国历代医学家把豆豉视为治病的良药,并根据临床实践对其药用价值进行了研究与论述,现选录如下。

汉代医学家刘歆父子撰写的《别录》中称,豆豉"主伤寒头痛寒热,瘴气恶毒,烦满闷,虚劳喘吸,两脚疼冷"。

唐代医学家唐甄权所著的《药性论》中谓,豆豉"治时疾热病发汗;熬末,能止盗汗,除烦;生捣为丸服,治寒热风,胸中生疮;煮服,治血痢腹痛"。

我国一部重要的药物学专著中《日华子本草》载,豆豉"治中毒药,疟疾,骨蒸;并治犬咬"。

明代著名的医药学家李时珍在所撰的《本草纲目》中云:"黑豆性平,作豉则温。既经蒸署,故能升能散;得葱则发汗,得盐则能吐,得酒则治风,得薤则治痢,得蒜则止血;炒熟则又能止汗,亦麻黄根节之义也……下气,调中。治伤寒温毒发癍,呕逆。"

【适宜应用】

中医学认为,豆豉性寒、味苦,入肺、胃经,具有清热解毒、解表除湿、疏风透疹、祛烦宣郁之功效,适应外感伤寒热病、风热头痛、胸闷呕吐、痰多虚烦、醉酒、消化不良、解诸药毒等症。

现代医学研究发现,豆豉可防治糖尿病、脑血栓、心肌梗死、记忆力减退、老年性痴呆症等症。

豆豉的食疗功效

近几十年来,国内外有关专家运用现代科学技术对豆豉进行了各方面的研究,对其药理研究结果概述如下。

豆豉是治糖尿病的良药

据日本有关专家经临床试验发现,中国豆豉是治糖尿病的良药,每日饭前服用 2 粒,1 个月后,糖尿病患者的血糖值可降低 8.6%。这是由于豆豉中的氨基酸衍生物可以阻止小肠内的一部分酶发挥作用,抑制人体对糖分的吸收,从而可以降低体机中的血糖值,有治疗糖尿病的功用。

豆豉可防治脑血栓、心肌梗死、老年性痴呆症

现代有关药理研究发现,豆豉中含有丰富的尿激素,这种尿激素能具有净化血液,抗血液凝集,通过增加纤维蛋白溶解系统活性,降低纤维蛋白原含量而起溶栓作用,能有效地预防中老年人脑血栓、心肌梗死的形成有功效,而且对动脉硬化及经常引起心肌梗死、脑梗死发作的血瘀症有疗效。

同时也能改善大脑的血流量,使大脑有足够的营养,活跃大脑神经,具有增强记忆力,预防老年性痴呆症的作用。

豆豉具有很强的排内毒、抗癌症作用

现代有关药理研究发现,豆豉中含有丰富的硒元素和钼元素均具有很强的排毒、抗癌作用。其中硒元素是一种天然的重金属排毒剂,可使重金属的毒性解除并促进其排泄,对汞、甲基汞、镉、铅等重金属中毒都有排毒作用,也可降低黄曲霉素 B_1 的毒性,也能减少致癌物质对机体的侵蚀。这些元素还具有保护心血管、心肌、肝健康的功能,能刺激机体产生免疫球蛋白和抗体,增强人体对疾病的抵抗力,因而具有很强的抗癌作用,尤其是抗肝癌作用更大。

豆豉营养保健养生美食

豆豉炒苦瓜

原料:豆豉 30 克,苦瓜 250 克,大蒜 15 克。

调料:豆油 20 克,精盐、味精各适量,红油少许。

制法:(1) 将苦瓜去蒂、籽、洗净,切成薄片;大蒜去皮洗净,切成细末;备用。

(2) 把锅烧热后,倒入豆油,待油温七成热时,加入豆豉、大蒜末炒出香味后,倒入苦瓜用大火快速炒至熟软,再加入精盐、味精调好口味,淋上红油,即可。

特点:豉香苦辣、别具风味。

功效：补肾滋肝、养血明目、降血糖、降血脂。

适应证：糖尿病、脑血栓、心肌梗死、高血压、高脂血症、记忆力减退、老年性痴
　　　　呆症等。

豆豉炒芦笋

原料：豆豉 30 克,芦笋 200 克,香葱 15 克。

调料：精制油 20 克,精盐、味精各适量。

制法：(1) 将芦笋洗净,切成小段;香葱去根须洗净,切成细末;备用。

　　　(2) 把锅烧热后,倒入精制油,待油温七成时,放入香葱末、豆豉爆锅,倒
　　　　　入芦笋段翻炒片刻,加入精盐、味精调好口味,即可。

特点：豉香嫩脆、味道鲜美。

功效：清神养血、补虚益肾、抗癌防病。

适应证：糖尿病,脑血栓,心肌梗死,高血压,高脂血症,癌症术后放疗、化疗反
　　　　应等。

豆豉炒裙带菜

原料：四川豆豉 30 克,裙带菜 250 克,大蒜 15 克。

调料：豆油 20 克,精盐、味精各适量,红油少许。

制法：(1) 将裙带菜洗净,切成薄小片;大蒜去皮洗净,切成细末;备用。

　　　(2) 把锅烧热后,倒入豆油,待油温七成热时,加入豆豉、大蒜末炒出香
　　　　　味后,倒入裙带菜片,用大火快速炒至熟软,再加入精盐、味精调好
　　　　　口味,淋上红油,即可。

特点：豉香鲜辣、别具风味。

功效：清热解毒、降脂降压、抗癌防病。

适应证：高血压、肥胖症、高脂血症、糖尿病、脑血栓、心肌梗死、癌症术后防癌
　　　　细胞转移。

五香豆豉驴肉汤

原料：豆豉 30 克,驴肉 350 克,生姜 15 克,香葱 10 克。

调料：豆油 20 克,精盐、味精、香油、五香粉各少许。

制法：(1) 将驴肉洗净,切成薄片;生姜洗净,切成薄片;香葱洗净,切成细末;
　　　　　备用。

(2) 把锅烧热后,倒入豆油,待油温七成热时,放入驴肉片、豆豉煸炒一下,然后倒入适量清水,用大火煮沸后,再用小火煮沸片刻,加入精盐、味精调好口味,撒上葱末、五香粉,淋上香油,即可食用。

特点:五香诱人、味道鲜美。

功效:补益气血、安神益肾。

适应证:心悸失眠、肾虚乏力、年老体弱、病后体虚、冠心病、脑血栓、心肌梗死等。

豆豉羊肉鲜汤

原料:四川豆豉 30 克,羊肉 120 克,羊肺 1 具,大蒜、香葱各 15 克。

调料:料酒、精盐、味精各适量,红油少许。

制法:(1) 将羊肉、羊肺洗净,切成小块,用水汆一下捞出,沥干水分;香葱洗净,切成细末;大蒜去皮、洗净,切成细末;备用。

(2) 把羊肉、羊肺块、豆豉放入锅内,倒入适量清水,放入大蒜、料酒,用文火炖熟软,加入精盐、味精调好口味,撒上香葱末,淋上红油,即可。

特点:汤浓清香、味道鲜美。

服用:每 2 日 1 剂,分数次空腹温食。

功效:壮阳暖肾、温下缩尿、抗衰强身。

适应证:年老体虚、下焦虚冷、小便数频者。

备注:阴虚火旺者忌服。

豆豉康复食疗妙方

方一

适应证:感冒初起,恶寒发热、无汗、头痛鼻塞等。

妙方:豆豉 9 克,葱白 5 茎。

用法:将上物放入锅内,倒入 2 碗清水,用文火煎至 1 碗,备用。

服用:每日 1 剂,2 次水煎服,趁热服用,服后盖被取汗。

功效:通阳发汗。经本方治疗感冒多例,对感冒初起者效果良好。

方二

适应证：风寒型感冒。

妙方：淡豆豉 10 克,鲜葱头(切碎)5 个,生姜 3 片。

用法：将上物放入锅,倒入 2 碗清水,煎至 1 碗,即可服用。

服用：每日 1 剂,2 次水煎服,趁热服后,卧床盖被发汗。

功效：辛温解表、疏散风寒。

方三

适应证：失眠。

妙方：豆豉 10 克,莲子肉 30 克。

用法：将上物放入锅内,倒入 2 碗清水,用文火煎至 1 碗,备用。

服用：每日 1 剂,2 次水煎服。

功效：养心安神。

方四

适应证：小儿麻疹、发热、咳嗽流涕、畏光、神倦思睡、口腔颊部、齿处可见白色疹点。

妙方：豆豉 10 粒,香菜 15 克,葱头 3 个。

用法：将上物放入锅内,倒入 2 碗清水,用文火煎至 1 碗,备用。

服用：每日 1 剂,2 次水煎服,连服 3 日。

功效：清热解毒、辛凉透疹。

方五

适应证：糖尿病。

妙方：淡豆豉适量。

用法：将淡豆豉晒干,储瓶备用。

服用：每日 3 次,饭前服用 3～5 粒,连服 1 个月以上。

功效：解内毒、降血糖。长期服用有良效。

方六

适应证：类风湿关节炎、历节肿痛,风热攻手指,赤肿麻木,甚则攻肩背两膝。

妙方：新豆豉(炒)、羌独活各 30 克,牛蒡子 90 克。

用法：将上物研为细末，储瓶备用。

服用：每日 2 次，每次服 6 克，用黄酒送服。

功效：活血除痹、通脉止痛。

豆制品 ——补虚养血、健脾益气

话 说 豆 制 品

豆制品一般是指用大豆为原料,经浸泡、磨浆、过滤、煮浆、加细、凝固和成型等工序加工而制成的食品。

常见的品种有豆腐、百页、豆腐干、素鸡、臭豆腐、腐乳、油豆腐、豆腐皮、腐竹等。豆腐有南、北豆腐之分,主要区别于石膏(点卤)的用量,南豆腐石膏用量较少,因而质地细嫩,水分含量较高约90%;北豆腐石膏用量较多,质地较南豆腐老,水分含量85%～88%。豆腐是高蛋白质的食品,很容易腐败变质,尤其是菜市场买的板豆腐较盒装豆腐容易受遭到细菌污染,上定要多加注意。购买来的豆腐要及时放入冰箱冷藏保鲜。

大豆制成豆制品后,不仅保持了大豆的主要营养成分,而且这些营养成分更易被人体所吸收和利用,其蛋白质的消化吸收率从65.3%上升至92%～96%,故豆制品被人们美誉为"植物肉"。

【历史概述】

以豆腐为代表的豆制品制作技术起源于我国,古称"福黎"。豆腐入馔,始载于我国宋代著名文学家陶谷在《清异录》一书中,美称豆腐为"小宰羊",意为吃一次豆腐,等于杀了一头羊,不过规模较小罢了。可见当时人们是如此爱食这种食品。

据清代褚人获所著的《坚瓠集》中记载,豆腐为西汉淮南王刘安首创。刘安是汉高祖刘邦的孙子,他为淮南王时,除撰写了学术价值很高的《淮南子》外,一生中的许多时间,都在八公(八位方士)的陪伴下,消磨在北山(亦称八公山)上提炼长生不老的仙丹。刘安做了许多试验,虽未炼出"仙丹",却无意中制出了豆腐,后人称为"八公山豆腐"。

的确,豆腐出于淮南,"八公山"人制作豆腐,技艺高超,别人500克大豆只可做 1 500 克豆腐,而"八公山"人可做 2 000~2 500 克豆腐。普通豆腐烧汤多沉于锅底,而"八公山"豆腐均浮于汤面,特别洁白、细嫩、鲜美。

宋代民间制作豆腐已经逐渐普及,大文学家苏东坡曾有"豆油煎豆腐有味""煮豆为乳脂为酥"的记载,这里所说的是大豆还可以做成豆乳与豆酥的两种食品。

元明时期,豆腐制作工艺已传入东南亚各国,清朝时期又传到欧美各国,世界各国视豆腐为健康食品,尤其日本人十分爱食。

至今,日本人民在纪念鉴真大师时,总爱提着印有"淮南唐传豆腐干"字样的小袋子,装着各种豆腐制品,去参加纪念活动,以示不忘鉴真和尚传教豆腐的技艺。据说,唐朝的鉴真和尚和他的子弟东渡日本,也带去了中国人民制作豆腐的技艺。

【典故传说】

相传,宋代有名的妓女李师师在出世后,母亲便去世了,没有母乳,她父亲就用豆乳浆将她喂养长大。元代之后,有关豆腐的记载就更多了,豆制品的种类不断增多,有些还与封建帝王结下不解之缘。流传了不少故事,成为民间的美谈。

传说,明太祖朱元璋幼年曾给财主家做苦工,白天放牛,半夜起来还得与长工们一起推磨做豆腐。一次,朱元璋与同伴们到十里外的庙会乞讨,一连三日未归,回来发现豆腐上长出了一层白毛。他们又饥又饿,只好将这种豆腐拿来煎而食之,不料香气四溢,味鲜无比,大家一抢而光。

元至德年间,朱元璋已是反元义军领袖,时为吴王。一次,他亲率十万大军由宁国出征徽州,途中,特命随军炊事员制作油煎毛豆腐犒赏三军。后来,朱元璋做了明朝开国皇帝,钦定油煎毛豆腐为御膳房必备佳肴。这种所谓的毛豆腐就是人们俗称的"臭豆腐",闻闻臭烘烘,吃吃香喷喷。

清代,乾隆皇帝下江南,有一天游至西湖,阻于暴雨,饥肠辘辘,遂入民舍求食,主人烧了一个菠菜豆腐后,自嫌不足,便将吃剩的半只鱼头凑上与豆腐同烧,勉强盛了一碗,谁知乾隆皇帝吃得津津有味,觉得胜过御膳宫宴,就问主人这道菜的名字,主人不敢答以普通的菠菜、豆腐,就杜撰一名曰"金镶白玉板,红嘴绿鹦哥"。

乾隆皇帝回京后常要御膳房烧这道菜,但总感到不如西湖的那一餐味美。后来他再次来杭州,重赏原民舍的那位主人,并亲题"皇饭儿"三字赐给他。从此,菠菜豆腐汤成了江南的一道名菜,但这种烧法是不科学的。菠菜中的草酸会与豆腐中的钙相结合成草酸钙,影响人体对钙质的消化吸收。

【诗文欣赏】

豆腐深受人们的喜爱和赞颂,我国历代文人学士留下不少吟诵豆腐的千古佳句。如唐诗中就有广为吟诵"旋乾磨上流琼液,煮月铛中滚雪花"的佳句。

宋代著名学者朱熹曾专作《豆腐诗》:"种豆豆苗稀,力竭心已苦。早知淮南术,安坐获泉布(泉布即钱币)。"诗句中描绘了农民栽种大豆的劳苦,早就知道和掌握了制作豆腐的技术(淮南术),只要坐等着就能获取大量的钱财。

南宋爱国诗人陆游喜食豆腐,把豆腐作为一道美味佳肴款待亲朋好友,曾写诗道:"浊酒聚邻曲,偶来非宿期。拭盘推连展,洗釜煮黎祁(黎祁即豆腐)。"

元代文人郑允端所作的"豆腐诗"形象地把豆腐的色香味美的特点都写出来:"磨砻流玉乳,蒸煮结清泉。色比土酥净,香逾石髓坚。味之有余美,玉食勿与传。"

明代文人苏秉衡写诗云:"传得淮南术最佳,皮肤褪尽见精华,一轮磨上流琼液,百沸汤中滚雪花。"把古代制作豆腐的场景生动、形象地描绘了出来。

清代文人胡济苍则把豆腐寓志"信知磨砺出精神,宵旰勤劳泄我真。最是清廉方正客,一生知己属贫人"写出了诗人磨砺意志,方正清廉,洁身自好,不与世俗同流合污的精神。

【烹饪简介】

豆制品是我国传统菜肴中的主要食材,可以烹饪多种菜式,可做凉拌、热炒、煲汤、煮羹等菜肴。如"香椿拌豆腐""皮蛋拌豆腐"清淡爽口,是夏季的家常菜;四川的"麻婆豆腐"最有名,麻辣利口,是开胃下饭佳肴;上海的"酱爆豆腐",浓油赤酱,鲜中带甜,别有风味;安徽的"徽州毛豆腐",原汁原味,可吃出豆腐故乡的特色;江苏的"三虾豆腐"鲜美绝伦,内含鱼米之乡的清雅;广东的"蚝油豆腐",有生猛海鲜的元素,鲜嫩诱人;浙江的"砂锅鱼头豆腐",营养丰富,乳白色的汤汁,馋涎欲滴。

有些高水平的烹饪师专门研究豆制品菜肴,可烹制出一桌"豆制品"佳宴,真是"豆腐得味,远胜燕窝",如北京的"朱砂豆腐"、湖北的"葵花豆腐"、江西的"金镶玉"、浙江的"砂锅鱼头豆腐"、扬州的"鸡汁煮干丝",还有孔府的名菜"品豆腐"、福建名肴"玉盏豆腐"、山东佳肴"锅塌豆腐"等,款款新颖,鲜美绝伦,色香味俱佳,别有风味。

用豆制品还能制作的各种小吃，如杭州"菜卤豆腐"、上海的"兰花豆腐干"、长沙"火宫殿臭豆腐"、北京的"豆腐脑"、天津的"虾籽豆腐脑"、贵州"苗家豆腐丸子"等，价廉物美，脍炙人口，别具地方风味，都是人们喜欢食用的小吃，有时举办庙会、美食节还要排队争相购买。

豆制品有豆腥味，烹调前用开水焯一下，即可去除。豆制品中缺少人体必需氨基酸——甲硫氨酸，如烹制豆制品与海鲜、肉类、蛋类等荤腥食物一起做菜，可大大提高豆制品的营养价值，尤其豆制品与海带同煮，可营养互补。这是因为海带含碘量多，如食用过多可诱发甲状腺肿大，而豆制品营养丰富，富含皂角苷成分，能抑制脂肪的吸收，促进脂肪分解，阻止动脉硬化的过氧化质产生，皂角苷又会造成机体碘的缺乏。如两者同食，让豆制品中的皂角苷多排泄一点，又可使体内碘元素处于平衡状态，这更有利于人体的健康。所以海带与豆制品做菜是最具有营养价值的食品，日本人长寿就是与经常食用这类食品有关。

选购小窍门

优质豆腐内无杂质、无水纹、细嫩晶白，略带点微黄。劣质豆腐内有气泡、有水纹、有细微颗粒、颜色黄白，有的豆腐色泽过于死白，有可能添加漂白剂，则不宜选购。

优质豆腐干呈乳白色或淡黄色，块型完整，质地细嫩，手摸表面有弹性，切口挤压不出水，具有其特有的香气。劣质豆腐干呈深黄色，发绿或红色，表面发糊黏滑，无弹性，拉开后有丝发黏，切口处可挤压出水来，并有酸臭味等异味。

优质百页呈淡黄色，质地细腻，薄而均匀，味道纯正，柔软而有咬劲，久煮不碎者为佳品。

优质油豆腐色泽金黄，质地细腻、皮脆、边角整齐，用手摸时有油溢出，掰开内呈均匀蜂窝状，香酥适口，具有其特有的清香味。劣质油豆腐色泽暗黄，质地粗糙、松散，块形多不完整，用手摸时发黏、没有油溢出，有股酸味、哈喇味及其他不良味道。

优质腐竹表面油滑，呈淡黄色，有光泽，条杆细长，均匀挺拔，有瘦肉丝的组织纤维，脆而容易折断，口感柔软，有香味，不牙碜，无土腥味等异味，能承受110℃高温的蒸煮而不烂为佳品。

【营养价值】

豆制品的营养价值非常高,俗话说"青菜豆腐保平安",这就是人们对豆腐营养保健价值的肯定。豆制品所含的蛋白质一般高于肉、蛋、奶,如豆腐为4.7%,豆腐干为19.2%,油豆腐为24.6%,百页为35.6%,腐竹高达50.5%,还含有丰富的维生素和矿物质,其中维生素B族、钙、磷、铁含量较高。两小块豆腐,即可满足1个人1天钙的需要量,这对牙齿、骨骼的生长发育大有益处。

据现代有研究证实,由于豆腐在加工中除去了粗糙的植物纤维,减少了它对胃肠黏膜的机械刺激作用,对于胃肠道疾患、牙齿脱落、消化道功能降低的老年人及牙齿不全的幼儿,是最容易消化的营养食品,豆制品的消化吸收率高达95%以上。

豆制品富含蛋白质,但不含胆固醇,肥胖症和心血管病患者常吃它,具有降低胆固醇、防止血管硬化的作用。豆制品亦含有一定量的维生素E,它与生长发育、保持青春活力和延迟衰老都有密切关系。

豆制品含有丰富的植物雌激素,对防治妇女更年期综合征、骨质疏松症有良好的作用,同时亦是前列腺炎患者理想的康复食疗品。豆制品中所含的甾固醇、豆甾醇,均是抑制癌症的有效成分,有抑制乳腺癌、前列腺癌及血癌的功用。

【文献记载】

我国历代医学家把豆制品视为治病的良药,并根据临床实践对其药用价值进行了研究与论述,现选录如下。

明代著名的医药学家李时珍在其所撰的《本草纲目》中云,豆腐"清热散血"。

清代医学家黄宫绣在其编撰的《本草求真》中谓,豆腐"治胃火冲击,内热郁蒸,症见消渴、胀满。并治赤眼肿痛"。

清代医学家柴裔在其所撰的《食鉴本草》中曰,豆腐"宽中益气,和脾胃,下大肠浊气,消胀满"。

清代学者王士雄在其撰写的《随息居饮食谱》中称,豆腐"清热,润燥,生津,解毒,补中,宽肠,降浊"。

【适宜应用】

中医学认为,豆制品味甘、性凉,入脾、胃、大肠经,具有补虚养血、益气和中、健脾利湿、清热解毒、生津润燥、下气消痰之功效,适应赤眼、消渴、口臭口渴、肺热咳嗽、吐血、水土不服所引起的呕吐、脾虚腹胀、肠胃不清、休息痢、乳汁不足、热病后调养者等症,可解硫黄、烧酒毒等。

现代医学研究发现,豆制品可防治糖尿病、高血压、高脂血症、动脉硬化、冠心病、妇女更年期综合征、骨质疏松症、癌症等症。

温馨提醒

豆制品虽然营养丰富,但是也不可多食,否则会给人体带来某种不良的影响。这是近年来有关专家多次研究发现的成果。大豆中的蛋白质能阻碍人体对铁元素的吸收,如果大量食用豆制品,可抑制正常铁吸收量的90%。

同时,人也会出现不同程度的疲倦、嗜睡等缺铁性贫血症状。豆制品还含有较为丰富的蛋氨酸,若经常过量摄取这类物质,它会在酶的催化作用下,转变为同型半胱氨酸,这种半胱氨酸亦能损伤动脉管壁的内质细胞,容易使胆固醇和三酰甘油沉积于动脉管壁上,不仅达不到软化血管的保住目的,而且还会加速动脉血管的硬化。因而,只有适量进食豆制品,使它不能在体内转变为更多的同型半胱氨酸,才能达到营养保健的功用。

豆制品因含嘌呤较多,痛风、血尿酸浓度增高的患者禁食为宜。

豆制品的食疗功效

近几十年来,有关专家运用现代科学技术对豆制品进行了各方面的研究,对其药理研究结果概述如下。

豆制品有补脑,促进大脑发育功用

现代药理研究发现,豆制品中所含的卵磷脂是大脑细胞组成的重要成分,能促进脑神经、大脑细胞正常生长、发育,能增进和改善大脑的工作效能。因而,青少年、脑力工作者及正在应付考试学生常吃豆制品能及时补充大脑的营养物质,对增强记忆力,营养脑神经组织细胞,均具有良好的补脑功用。

豆制品是降血脂、防止血管硬化的佳品

现代药理研究发现,豆制品富含蛋白质,但不含胆固醇,能恰到好处地降低血脂,防止血管硬化,维持血管壁的柔软性,预防心血管疾病。豆制品被营养专家推荐为防治肥胖症、高脂血症、冠心病、高血压、动脉粥样硬化等疾病的理想保健食品,因而,心血管病患者常吃豆制品,具有明显的降血脂、防止血管硬化的作用。

豆制品是更年期妇女的保护神

现代药理研究发现,豆制品中所含的异黄酮是一种结构与雌激素相似,具有雌激素活性的植物性雌激素,能促进女性荷尔蒙的分泌,从而明显减轻发热、盗汗等更年期综合征症状,能保护血管内皮细胞不被氧化破坏,预防骨质疏松,并能延缓女性细胞衰老,保持青春活力,使皮肤保持弹性,具有抗衰老、养颜、美容的作用。因而,豆制品是更年期妇女的保护神。

豆制品有预防乳房癌、子宫癌、前列腺癌的作用

现代药理研究发现,豆制品中所含的甾固醇、豆甾醇,均是抑制癌症的有效成分,能抑制乳腺癌、前列腺癌及血癌的功用。这是因为这些物质具有多种生物活性,能提高人体自身的免疫能力,能增强机体抗病能力,激活淋巴 T 细胞,促进脱氧核糖核酸的合成等功能,增强人体对癌症的免疫能力,抑制癌细胞的生长。因而,中老年人常吃豆制品有预防乳房癌、子宫癌、前列腺癌的作用。

豆制品营养保健养生美食

海鲜拌豆腐

原料:嫩豆腐 1 盒,紫菜 5 克,虾米 20 克,葱花 10 克。

调料:虾子酱油、精盐、味精、香油各适量。

制法:(1)将豆腐切成小块,用沸水焯一下;紫菜用开水浸发后,切成细末;虾米洗净,切成细末,备用。

(2)将豆腐块放入盆内,加上紫菜末、虾米末、葱花、精盐、味精、虾子酱油拌匀调好口味,淋上香油,即成。

特点:鲜美爽口、别具风味。

功效:补虚强骨、健脾开胃、养血益气。

适应证：高脂血症、高血压、糖尿病、动脉硬化、冠心病、肾虚腰痛、关节骨痛、骨质疏松、妇女更年期综合征等。

干丝炒金针菇

原料：五香豆腐干 3 块，金针菇 200 克，泡红辣椒 1 个，香葱、大蒜各 15 克。

调料：精制豆油 20 克，麻辣酱 1 小匙，精盐、味精各适量，花椒油少许。

制法：(1) 将五香豆腐干洗净，切成细丝；金针菇根头污泥除去，洗净，切成中段；泡红辣椒去蒂籽、洗净，切成细丝；香葱洗净，切成细末；大蒜去皮、洗净，切成细末；备用。

(2) 把锅烧热后，倒入豆油，烧至油温六成时，放入辣椒丝、大蒜末炒出香味，放入金针菇、五香豆腐干丝煸炒至熟软，加入麻辣酱、精盐、味精炒匀，调好口味，淋上花椒油，撒上香葱末，即可。

特点：麻辣利口、开胃佳肴。

功效：补脑益智、抗衰防病。

适应证：用脑过度、糖尿病、高脂血症、冠心病、佝偻病、骨质疏松、妇女更年期综合征等。

油豆腐豆芽鲜汤

原料：油豆腐 100 克，黄豆芽 150 克，香葱 15 克，上汤 500 克。

调料：香油 5 克，精盐、味精各适量，胡椒粉少许。

制法：(1) 将油豆腐开水泡洗一下，挤去水分；黄豆芽去根须、洗净；香葱洗净，切成细末；备用。

(2) 把锅烧热后，倒入香油，待油温七成热时，放入黄豆芽煸炒片刻盛起，放入油豆腐炒几下，倒入上汤，用大火煮沸后，再放入黄豆芽煮沸至汤乳白色，加入精盐、味精调好口味，撒上胡椒粉，即可。

特点：汤汁乳白、香鲜味美。

功效：补虚养血、健脾利湿、防病抗癌。

适应证：乳汁不足、热病后调养、糖尿病、各种癌症、骨质疏松、更年期妇女综合征等。

特色炒素蛋

原料：豆腐皮 75 克，水发木耳 25 克，菠菜 25 克。

调料：食油 30 克,精盐、味精各适量。

制法：(1) 将豆腐皮用温水浸泡至软,切成中块;水发木耳洗净;菠菜洗净,用
沸水焯一下;备用。

(2) 把锅烧热后,倒入食油,烧至油温五成时,放入豆腐皮炸一下盛盘;
备用。

(3) 锅内留余油,放入木耳翻炒将熟,倒入菠菜、炸过的豆腐皮炒几下,
加入精盐、味精调好口味,即可服用。

特点：形似炒蛋、鲜香味美。

功效：补虚养血、健脾益气。

适应证：年老多病、病后虚弱、用脑过度、糖尿病、骨质疏松、妇女更年期综合
征等。

香辣腐竹

原料：腐竹 250 克,香葱 15 克,泡红辣椒 1 个。

调料：香油 10 克,精盐、味精、香油各适量。

制法：(1) 将腐竹放入冷水浸泡半天,再用开水浸泡半天,沥干水分,切成寸
段,用清水煮至熟软,捞出沥干;香葱洗净,切成细末;泡红辣椒去蒂
籽洗净,切成细丝,备用。

(2) 把锅烧热后,倒入香油,待油温六成热时,放入香葱末、辣椒丝炒出
香味,倒入腐竹段炒几下,加入精盐、味精调好口味,即可。

特点：香辣利口、味道鲜美。

功效：清热解毒、健脾利湿、降脂减肥。

适应证：年老多病、病后虚弱、倦怠少食、用脑过度、骨质疏松、妇女更年期综
合征等。

豆腐头尾煲

原料：豆腐 500 克,鲤鱼头尾 1 对,冬笋肉 50 克,冬菇 20 克,生姜 25 克,大蒜
10 克,香葱 15 克。

调料：豆油 30 克,料酒 25 克,精盐、味精、胡椒粉各少许。

制法：(1) 将豆腐洗净,切成小块;鲤鱼头尾去鳞、洗净,鲤鱼头剁两片;冬笋肉
洗净,切成薄片;冬菇用温水浸泡至发软,去根、洗净;生姜去皮、洗
净,切成细丝;大蒜去皮、洗净,切成薄片;香葱洗净,切成细末;

备用。

(2) 把锅烧热后,倒入豆油,烧至油温六成时,放入生姜丝、大蒜末炒出香味,放入鲤鱼头尾煎至金黄色,盛入砂锅内,放入豆腐、冬笋肉、冬菇、料酒、适量清水,用文火煲至熟软汤浓,加入精盐、味精调好口味,撒上香葱末、胡椒粉,即可。

特点:清香汤浓、味道鲜美。

功效:健脑益智、养血益气、补虚抗衰。

适应证:年老健忘、记忆力减退、注意力不集中、用脑过度、神疲乏力等。

豆制品康复食疗妙方

方一

适应证:干咳、燥咳。

妙方:豆腐皮 30 克,咸橄榄 10 枚。

用法:将豆腐皮、咸橄榄放入锅内,倒入 3 碗清水,煎至 1 碗,备用。

服用:每日 1 剂,2 次水煎服,最后食用豆腐皮、咸橄榄。

功效:清热解毒、祛痰止咳。

方二

适应证:高血压、高脂血症、糖尿病。

妙方:豆腐干 3 块,马兰头 200 克。

用法:将豆腐干、马兰头洗净,用开水焯熟,分别切末,用香油、精盐调食。

服用:每日 1 剂,分 2 次食服。

功效:清热降压、降脂降糖。

方三

适应证:产后缺乳。

妙方:豆腐 1 块,嫩丝瓜(连皮)1 根。

用法:将豆腐、丝瓜洗净,切成小块,一起放入锅内,倒入 2 碗清水,用文火煎至 1 碗,即可服用。

服用:每日 1 剂,分 2 次服,喝汤吃豆腐、丝瓜。

功效：补虚、益肾、催乳。

方四

适应证：小儿暑热症。

妙方：豆腐、黄瓜各 250 克。

用法：将豆腐、黄瓜洗净，切成小块，一起放入锅内，倒入 2 碗清水，用文火煎至 1 碗，即可服用。

服用：每日 1 剂，分 2 次服，喝汤吃豆腐、黄瓜。

功效：清热、解毒、消暑。

方五

适应证：神经性皮炎。

妙方：豆腐渣适量。

用法：将豆腐渣敷于患处，外用纱布、胶布包扎。每日换 1 次。

功效：解毒利湿、润肤止痒。

方六

适应证：大便下血、痔疮出血，长期不愈。

妙方：豆腐渣适量。

用法：将豆腐渣炒至焦黄，焙干，研为细末，储瓶备用。

服用：每日 2～3 次，每次 5 克，用红糖开水送服。

功效：润肠消痔、清热止血。